常见病
中医调治问答丛书

失眠
中医调治问答

总主编 尹国有　主编 李　广　王振宇

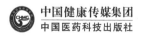

中国健康传媒集团
中国医药科技出版社

内 容 提 要

本书是一本中医调治失眠的科普书，以作者诊治失眠经验及患者咨询问题为基础，以失眠的中医治疗调养知识为重点，采用患者针对自己的病情提问题，医生予以解答的形式，系统地介绍了失眠的防治知识，认真细致地解答了广大失眠患者可能遇到的各种问题。本书文字通俗易懂，内容科学实用，可作为失眠患者家庭治疗和自我调养康复的常备用书，也可供临床医务人员和广大群众阅读参考。

图书在版编目（CIP）数据

失眠中医调治问答 / 李广，王振宇主编 . — 北京：中国医药科技出版社，2022.1

（常见病中医调治问答丛书）

ISBN 978-7-5214-1959-7

Ⅰ . ①失… Ⅱ . ①李… ②王… Ⅲ . ①失眠－中医治疗法－问题解答 Ⅳ . ① R277.797-44

中国版本图书馆 CIP 数据核字（2020）第 151212 号

美术编辑 陈君杞

版式设计 也 在

出版 **中国健康传媒集团** | 中国医药科技出版社

地址 北京市海淀区文慧园北路甲 22 号

邮编 100082

电话 发行：010-62227427 邮购：010-62236938

网址 www.cmstp.com

规格 $880 \times 1230 \, \text{mm}$ $^1/_{32}$

印张 $8 \, ^1/_8$

字数 197 千字

版次 2022 年 1 月第 1 版

印次 2023 年 9 月第 2 次印刷

印刷 北京盛通印刷股份有限公司

经销 全国各地新华书店

书号 ISBN 978-7-5214-1959-7

定价 32.00 元

获取新书信息、投稿、为图书纠错，请扫码联系我们。

丛书编委会

总主编 尹国有

编 委（按姓氏笔画排序）

王治英　王振宇　朱　磊　李　广

李合国　李洪斌　张占生　张芳芳

陈丽霞　陈玲曾　孟　毅　饶　洪

徐　颖　蒋时红　蔡小平　魏景梅

前　言

　　人最宝贵的是生命和健康，健康与疾病是全社会都非常关注的问题，健康是人们永恒的追求。返璞归真、回归自然已成为当今的时尚，中医注重疾病的整体调治、非药物治疗和日常保健，有丰富多彩的治疗调养手段，采用中医方法治疗调养疾病，以其独特的方式、显著的疗效和较少的不良反应，深受广大患者的青睐。为了普及医学知识，增强人们的自我保健意识，满足广大读者运用中医方法治疗调养常见病的需求，指导人们建立健康、文明、科学的生活方式，我们组织有关专家、教授，编写了《常见病中医调治问答丛书》。《失眠中医调治问答》是丛书分册之一。

　　人们常说"能吃能睡无大碍，不吃不睡病自来""日思三餐，夜思一宿"。睡眠和食物一样，对于每个人都是必不可少的，是保证机体正常活动、维持身心健康的前提和基础。失眠是现代人生活中最易发生的一种现象，失眠给患者带来肉体和精神上的痛苦，严重影响人们的生活质量和劳动能力。随着社会化、城市化的高度发展，社会竞争的激烈，学习生活节奏的加快，心理压力增大，导致失眠者越来越多。什么是失眠？引发失眠的原因有哪些？中医是怎样认识失眠的？中医治疗失眠的方法有哪些？……人们对失眠的疑问实在太多了。

　　本书以作者诊治失眠患者经验以及失眠患者咨询问题为基

础，以失眠的中医治疗调养知识为重点，采用患者针对自己的病情提问题，医生予以解答的形式，系统地介绍了失眠的防治知识，认真细致地解答了广大失眠患者可能遇到的各种问题。书中从正确认识失眠开始，首先简要介绍了正常睡眠需要的条件、失眠的概念、发病情况、危害性，以及失眠的诊断与预防等有关失眠的基础知识，之后详细阐述了中医辨证治疗、单方验方治疗、中成药治疗，以及药枕、按摩、针灸、敷贴、饮食调养、运动锻炼、起居调摄等中医治疗调养失眠的各种方法。

书中文字通俗易懂，内容科学实用，所选用的治疗和调养方法叙述详尽，可作为失眠患者家庭治疗和自我调养康复的常备用书，也可供临床医务人员和广大群众阅读参考。需要说明的是，引起失眠的原因是复杂多样、千变万化的，治疗调养失眠是一个系统工程，并不是单纯应用镇静药物那样简单，在应用本书介绍的治疗和调养方法治疗调养失眠时，一定要先咨询一下医生，切不可自作主张、生搬硬套地"对号入座"，以免引发不良事件。

在本书的编写过程中，参考了许多公开发表的著作，在此一并向有关作者表示衷心感谢。由于水平所限，书中不当之处在所难免，欢迎广大读者批评指正。

编　者
2021 年 9 月

目 录

第一章
正确认识失眠

第二章
中医治疗失眠

第三章
自我调养失眠

第一章
正确认识失眠

什么是失眠？怎样预防失眠？由于缺少医学知识，人们对失眠的疑问实在太多了，然而在看病时，由于时间所限，医生与患者的沟通往往并不充分，患者常常是该说的话没有说，该问的问题没有问，医生也有很多来不及解释的问题。本章讲解了什么是失眠、怎样预防失眠等基础知识，相信对正确认识失眠有所帮助。

01 人为什么要睡眠?

咨询: 我今年28岁，由于家庭不和睦、思想压力大等原因，已经失眠很长一段时间了，我时常在想，如果人不需要睡眠，也就不会有失眠了，那该多好啊! 请问人为什么要睡眠?

解答: 这里首先告诉您，睡眠是生命活动中不可缺少的重要生理功能，是人类健康长寿的需要，睡眠是最好的休息，睡眠和食物一样，对于每个人都是必不可少的，正常睡眠对于人类来说是必需的一个生理过程，是维持人体生理变化必不可少的环节，缺少睡眠和睡眠过多对人体都是有害的。

人类需要睡眠，这是生物学的选择，睡眠的作用极其复杂，概括起来主要有消除疲劳、保护大脑、增强免疫力、促进发育、延缓衰老、调整心理状态以及养护皮肤7个方面。

（1）消除疲劳：睡眠是消除疲劳、恢复体力、储存能量的主要方式。人在睡眠期间体内的合成代谢超过分解代谢，营养吸收加快，有利于脏器合成并制造人体的能量物质，使各种组织消耗的能量得以补充，并为机体活动准备了新的能量，以供机体活动时使用。同时，由于睡眠时身体的各种生理活动减弱，如体温、心率、血压下降，呼吸及部分内分泌减少，使基础代谢率降低，从而消除疲劳，使体力得以恢复。

（2）保护大脑：大脑在睡眠状态下耗氧量大大减少，有利于脑细胞能量的贮存，同时睡眠过程中大脑可以对一些很少使用但却至关重要的神经细胞群进行维修和保养，以此保护大脑皮质细胞免于衰竭和破坏，使其功能得以恢复，睡眠是保护大脑、恢复精力的主要方式。同时睡眠有助于记忆的条理化，对记忆有巩固和加强的积极作用，能增强记忆力，保证大脑发挥最佳功能。睡眠充足者其精力充沛，思维敏捷，工作能力增强，办事效率高；若睡眠不足，则会出现倦怠疲乏，情绪不稳，易发脾气，烦躁不安，注意力不集中，反应迟钝，工作能力下降，甚至精神错乱，产生幻觉等。

（3）增强免疫力：免疫力是机体对抗外邪侵袭的一种能力，在正常情况下人体能对侵入机体的各种抗原物质产生抗体，并通过免疫反应将其清除，保护人体健康。睡眠能增强机体产生抗体的能力，从而提高机体抵抗疾病的能力，预防疾病发生。同时睡眠可使各组织器官自我康复加快，如一个人感冒发热时，睡一觉醒来便觉得轻松许多，所以充足的睡眠有利于疾病的康复。

（4）促进发育：睡眠与儿童的生长发育有密切的关系。婴幼儿在出生后相当长的一段时间内，大脑继续发育，这个过程离不开睡眠；且儿童在睡眠状态下生长速度增快，因为睡眠期血浆生长激素可以连续数小时维持在较高的水平。还有研究资料表明，小学生的睡眠好坏与他的智力增长密切相关，所以应保证儿童的充足睡眠，以利于其生长发育，提高智力，增进健康。

（5）延缓衰老：充足的睡眠、均衡的饮食和适当的运动是国际社会公认的三项健康标准，良好的睡眠是健康的标准之一，有调查表明，健康长寿的老人都有一个良好而正常的睡眠。内分泌调节因素中生长激素在睡眠中占有很重要的地位，大部分的生长激素均在深睡中产生，其分泌的数量与深睡时间的长短呈正相关。现代科学研究证实，睡眠不足者的血液中 β- 脂蛋白和胆固醇增高，这些变化助长了动脉粥样硬化，使得发生心脏病的机会增加。因此充足的睡眠可增进健康，延长寿命。

（6）调整心理状态：通过睡眠可以调解人的心理异常，稳定情绪，使亢奋得以抑制，精神沮丧得以缓解，工作充满活力，注意力集中，创造最佳工作状态。

（7）养护皮肤：睡眠时气血归于体内，皮肤毛细血管血液循环活跃，其分泌物质和清除废物过程增强，加快了皮肤的再生，所以充足而有规律的睡眠也是促进皮肤血液循环、健肤美容的保证。

02 睡眠的过程是怎样的？

咨询：我今年 56 岁，患失眠已经有很长一段时间了，自从患病后我特别关注有关睡眠方面的知识，听说睡眠是有其周期变化的，我想了解一下，请您告诉我睡眠的过程是怎样的？

解答：正像您所说的那样，人的睡眠不是单纯的、始终如一的状态，而是有其周期性变化的，下面给您简要介绍一下睡眠的过程。

科学家利用睡眠脑电图和多导睡眠图对睡眠进行了大量的

研究，通过监测发现，人的整个睡眠过程大致可分为两种不同的时相状态，即慢波睡眠和反常睡眠。这两种睡眠相互交替出现，构成了一个完整的睡眠周期。正常成人每晚6~9小时的睡眠中，这两种睡眠状态要交替3~4次。

（1）慢波睡眠：慢波睡眠又称慢动眼相睡眠、非快动眼相睡眠、浅睡眠，约占全部睡眠时间的75%~80%。慢波睡眠时，人们安睡无梦，副交感神经兴奋显著，如血压、脉搏、呼吸、新陈代谢等均降低，而胃肠功能活动略增强。根据睡眠深浅程度的不同，又将慢波睡眠分为入睡期、浅睡期、中度睡眠期以及熟睡期4个阶段。

入睡期：入睡期又称打盹浅睡，约占睡眠时间的5%~10%，在刚入睡的2~3分钟里，睡眠不实，是一种似睡非睡的状态，稍受一点外界刺激就能立即警觉并清醒过来，不少人在此期常认为自己还未入睡，这时脉搏比清醒时略慢一些，呼吸也低沉起来，眼球像钟摆一样的左右移动。

浅睡期：浅睡期约占睡眠时间的5%，是紧接着入睡期之后的睡眠状态，这时人们对小的声响是没有感觉的，有轻微的鼾声呼吸，由浅睡向酣睡发展，眼球偶尔移动或没有眼球移动，此期一般持续10分钟左右。

中度睡眠期：中度睡眠期约占整个睡眠时间的10%左右，在此阶段人的脑波趋于平稳，脉搏跳得更加缓慢，完全丧失了意识，眼球不再移动，即使外界给予刺激，也很难醒过来，这一阶段一般保持20~30分钟。

熟睡期：熟睡期的睡眠最深最熟，大约保持30~50分钟，此期的脑波比中度睡眠期还要平缓一些，脉搏降到了每分钟50~60次，眼球仍然一动不动，身体也保持不动的状态，全身肌肉松弛，对外界声音没有反应，只有使劲晃动才能勉强地醒过来，在整个睡眠周期中这一阶段占的比重最大。

（2）反常睡眠：反常睡眠又称深睡眠、异相睡眠、快动眼相睡眠，占全部睡眠时间的20%~25%。在慢波睡眠过程中，每隔80~120分钟，即紧连在熟睡期之后，就会出现一阵反常睡眠。

反常睡眠状态大约持续20分钟左右。这期间脑波的表现和入睡期完全相同，睡的不实，但是肌肉却呈现出一种极度松弛的状态，即使施加一点外界刺激，也很难使其醒过来。此时眼球就像醒着时那样快速转动着，体温、心率也较前阶段升高和加速，呼吸变得时快时慢，呈现出不规则的状态，身体部分肌肉，如口角肌、面肌、四肢某些肌肉群可出现轻微抽动，在婴幼儿可表现为吮吸、微笑、手足移动或短促发声等现象。在慢波睡眠时大脑处于睡眠状态，而进入此期间全身肌肉松弛，身体处在一种睡眠状态，大脑却醒过来了，而且这期间是每个人晚上做梦的时期，人的胃肠活动是增强的，胃液分泌旺盛，大脑血流量也明显增加，肾脏分泌、浓缩尿液的功能也增强了。

在一个睡眠周期中，睡眠时相的持续时间及比率除了因人而异外，随着年龄增长也发生着相应的变化。反常睡眠随着年龄的增长而明显减少，清醒进入深睡眠的时间逐渐延长，深睡眠时间逐渐减少，而停留在浅睡阶段的时间却较长。对于成年人来说，一般由清醒到第4阶段熟睡期约需80~120分钟，接着进入反常睡眠，之后再转入慢波睡眠的周期，如此反复循环。睡眠是一种正常的生理现象，每个人在其漫长的生活中，都形成了自己的睡眠习惯，一般来说，正常人必须从清醒状态经过慢波睡眠阶段才能进入到反常睡眠，其中反常睡眠是睡眠很重要的阶段。

03 什么是生物钟？与睡眠有什么关系？

咨询：我今年 29 岁，患失眠已 1 年余，咨询医生，说是由于生物钟打乱引起的，我想知道**什么是生物钟？与睡眠有什么关系？**

解答：人的生命过程是复杂的，又是奇妙的，它无时无刻不在演奏着迷人的"生物节律交响乐"，这就是通常人们所说的生物钟。生物钟也叫生物节律、生物韵律，指的是生物体（包括生理、行为及形态结构）随时间变化而呈周期性变化的现象。科学家发现，生物钟是多种多样的，就人体而言，已发现 100 多种。生物钟对人健康的影响是非常大的，人类都是按一昼夜为周期进行作息的。

睡眠就是生物钟现象之一。在长期的生活实践中，每人都有自己的睡眠习惯，有的人习惯于早睡早起，有的人却习惯晚睡晚起，有的人则定时睡觉，定时醒来。当然，这与长期养成的习惯有关，但与人体睡眠–觉醒周期的生物钟现象也是分不开的。人体本身是有其独特的白天黑夜规律的，有些人对这种规律十分敏感，一进入夜晚该睡的时候就昏昏欲睡，到早晨某一特定时间则一定醒来。这种生物钟节律并不是被动的、继发的应答反应，而是身体内部一种内在性的主动过程，即使将环境中的各种因素都严格控制在恒定状态，其生物钟节律现象也会照样出现。

所以，我们要充分认识规律生活、按时作息的重要性，维护好自己的生物钟，发挥它良好的促进健康作用。要自觉地去规范自己的生活、工作和一切活动，去适应机体内在的规律性变化，以保护自己的身体健康。不要违反客观存在的自身生物节律，与人体的生物钟运转相悖，使自己的生活、工作、起居没有规律，那样就会导致体内的各种生理活动紊乱，结果致使身体逐渐衰弱，出现失眠，继而高血压、高脂血症、糖尿病、冠心病等疾病就会逐渐发生。

04 睡眠的类型有哪些？

咨询：我今年40岁，每天睡的早起的也早，同事说我属于典型的早睡早起型，听说睡眠的类型有很多，早睡早起只是其中的一种，请您给我讲讲睡眠的类型有哪些？

解答：日出而作，日落而息，按正常的睡眠节律是白天清醒，黑夜睡眠，人类的觉醒和睡眠如同大自然的白昼与黑夜、太阳与月亮的交替变化一样，是一种受生物钟控制的节律，称为觉醒－睡眠节律，调控这一节律的生物钟就位于神经系统的高级中枢——下丘脑视交叉上核的组织结构内。人的睡眠习惯不一样，其睡眠的类型也不尽相同。就生活中所见，睡眠有早睡早起、早睡晚起、晚睡早起、晚睡晚起等类型。无论哪种类型的睡眠，往往都是由个人长期生活、工作习惯所养成的，因此睡眠类型是可以改变的。

（1）早睡早起型：早睡早起型也称云雀型，此类型的人夜晚9~10时上床，早上5~6时起床，符合中国传统习惯，被称为正常睡眠型。这些人一旦入睡其睡眠质量是比较好的，白天的精神状态也饱满，所以有"早睡早起身体好"之说。

（2）早睡晚起型：早睡晚起型的人夜晚9~10时上床，早上7时以后起床，这种人由于睡眠时间较长，白天精神较好，但由于整夜睡眠较浅，晚上精力变差。

（3）晚睡早起型：晚睡早起型的人通常在深夜12时以后上床，早上6时左右即起床。此型多见于年轻人，他们往往贪恋夜间工作、学习效率高而不断推延入睡的时间，有些贪玩的人晚上去舞厅、打麻将、上网等，深夜才入睡。这些人容易入睡，睡得也很深，但白天精力不如晚上，容易失眠。晚睡早起型常不能适应集体生活，别人都睡了，就他睡不着，这需逐渐调整睡眠节律，适应正常的作息方式。

（4）晚睡晚起型：晚睡晚起型也称"猫头鹰"型，此类型的人通常深夜12时以后上床，早上9时左右起床，其总的睡眠时间并不短，如果工作允许，这种习惯并非什么大问题，如作家、画家、书法家等，有些领袖人物就喜欢夜间办公，上午睡觉，已成习惯，对身体并无损害。但对于一般工作人员和学生来讲是不适宜的。

05 正常睡眠需要哪些条件？

咨询： 我今年 27 岁，已经失眠半年了，我知道保持良好的睡眠十分重要，正常睡眠需要一定条件，要克服失眠首先要创造良好的睡眠条件，请您告诉我<u>正常睡眠需要哪些条件</u>？

解答： 人们常说"能吃能睡无大碍，不吃不睡病自来""日思三餐，夜思一宿"。在人的一生中，大约有 1/3 的时间是在睡眠中度过的。睡眠和食物一样，对于每个人都是必不可少的，是保证机体正常活动、维持身心健康的前提和基础，是生命活动中不可缺少的重要生理功能，是人类健康长寿的需要，睡眠是最好的休息。

虽然说人类产生睡眠并不需要任何条件，一旦睡眠机制启动就会出现睡眠，但是真正使人进入良好睡眠，达到入睡顺利、睡眠过程良好、觉醒后有清新爽快舒适之感，是有一定条件的。通常认为正常睡眠必须有稳定的情绪、安静的环境、舒适的卧具、适宜的光线和温度、充足的时间、健康的身体，同时要坚持必要的体育锻炼，养成良好的生活习惯，改正睡前的不良习惯，尽可能不用药物帮助睡眠，并注意午休。

（1）稳定的情绪：稳定的情绪是正常睡眠的前提和基础，情绪不稳定，焦虑、忧愁、兴奋、愤怒、悲伤、恐惧等，均不利于睡眠。

（2）安静的环境：安静的环境是正常睡眠必需的条件之一，居住环境嘈杂、有噪声等，均影响睡眠。

（3）适当的卧具：适当的卧具能保证舒适的睡眠，卧具不舒适容易在睡眠过程中出现肩背酸痛、头痛等，影响睡眠。

（4）适宜的光线和温度：居室保持适宜的光线和温度有利于正常睡眠，强光的刺激、室温过冷过热等，均影响睡眠。

（5）充足的时间：充足的时间是睡眠得以维持的基本条件，没有充足的时间就不可能保证充足有效的睡眠。

（6）健康的身体：正常睡眠是身体健康的标志之一，身体不健康，疾病缠身，对睡眠大有影响。

（7）必要的体育锻炼：坚持必要的体育锻炼可改善大脑皮质功能，纠正失眠，对保持正常睡眠大有好处。

（8）改正睡前的不良习惯：睡前的不良习惯，如睡前饮茶、饮咖啡等，均不利于正常睡眠，为了保证充足有效的睡眠，必需改正睡前的不良习惯。

（9）尽可能不用药物帮助睡眠：药物虽然能帮助睡眠，但长期靠服用药物助眠对身体健康可产生诸多不利影响，所以应尽可能不用药物帮助睡眠，在不服用药物前提下的睡眠才称得上正常睡眠。

（10）注意适当的午休：适当午休是人体健康的需要，注意适当的午休也是正常睡眠所需的条件之一。

06 睡眠时间与年龄有怎样的关系？

咨询： 我今年 65 岁，现在每天睡眠 5~6 个小时，我总以为睡眠不够，可医生说睡眠时间与年龄有关，像我这个年龄睡眠 5~6 个小时就够了，请问**睡眠时间与年龄有怎样的关系？**

解答： 睡眠的时间因人而异，不同年龄的人对睡眠时间的需求是不完全相同的，通常是随着年龄的增长而睡眠时间逐渐缩短。年龄越小，其神经细胞的耐劳性越差，需要睡眠的时间也就越长；而到了老年，由于其大脑皮质功能不如青年人活跃，体力活动也大为减少，所以需要的睡眠时间也就随之减少。

另外，性别不同，睡眠时间也略有差异，一般女性比男性睡眠时间要长一些。事实上成年人每天 8 小时睡眠只是一个平均数，每个人每天所需的睡眠时间差异很大，与年龄、习惯、性格、体温周期、健康状况、劳动强度、营养条件、工作环境、神经类型、季节、生活条件等多种因素有关，睡眠良好与否，不能单纯用时间的长短来衡量，更重要的还是应看睡眠的质量如何，一般来说，如果睡得较深沉，即使时间短一些，也不会影响人的健康和精力。

不同年龄的人每天所需的睡眠时间大致如下。

新生儿：除吃奶和换尿布外，其余时间都在睡，每天约睡18~22 小时。

1 岁以下婴儿：每天应睡 14~18 小时。

1~2 岁儿童：每天应睡 13~14 小时。

2~4 岁儿童：每天应睡 12 小时。

4~7 岁儿童：每天应睡 11 小时。

7~15 岁儿童：每天应睡 10 小时。

15~20 岁青少年：每天应睡 9~10 小时。

成年人：每天应睡 8 小时左右。

老年人：每天约睡 5~6 小时。

07 睡眠时间与性格、环境和季节有关吗？

咨询：我今年 44 岁，我的睡眠时间因工作关系随白天时间的长短变化很大，听说睡眠时间与性格、环境和季节都有关，我不太相信，请问**睡眠时间与性格、环境和季节有关吗？**

解答：睡眠时间确实与性格、环境和季节有关，您的睡眠时间因工作关系，随白天时间的长短而有所变化，这是很正常的。

睡眠的多少与性格有明显的关系。经过大量而深入的研究发现，睡眠时间短的人，性格多外向，大多胸怀宽广，乐观而自信，积极努力，属于实干型的人，这类人多在事业上孜孜不倦，有雄心壮志，对生活和未来充满信心。睡眠时间长的人，性格多内向，小心谨慎，善于思考，对事物有自己的独到见解，属于思维类型的人，这类人兴趣广泛，而且富于艺术创造性。

不同的环境，不同的季节变化，亦影响睡眠的时间。《素问·四气调神大论篇》中说："春三月，此为发陈，天地俱生，万物以荣，夜卧早起，广步于庭；夏三月，夜卧早起，无厌于日；秋三月，早卧早起，与鸡俱兴；冬三月，早卧晚起，必待日光。"由此可以看出，古人即懂得顺应四季变化来调整睡眠时间，以利养生。一般来说，春、夏宜晚睡早起，每天需睡 5~7 个小时；秋季宜早睡早起，每天需睡 7~8 个小时；冬季宜早睡晚起，每天需睡 8~9 个小时。如此以合四时生长化收藏的规律。在阳光充足、天气炎热的日子，人的睡眠时间短，而气候恶劣的天气里，如下雨天，气温较低的冬季，人的睡眠时间长。随着地区海拔的增高，人的睡眠时间稍有减少，随纬度的增加，人的睡眠时间要稍延长。

08 睡眠时打鼾属于正常吗？

咨询：我今年 17 岁，我们寝室的同学说我每天晚上睡觉时都打鼾，不仅影响他们休息，我也有点不放心，担心患有什么病，请您告诉我睡眠时打鼾属于正常吗？

解答：打鼾是睡眠期间由于气流不畅，高速气流冲击气道而发出的声响。打鼾的主要原因是由于睡眠时尤其是深睡眠时全身肌肉松弛，使悬雍垂下垂，受到呼吸时气流的冲击而发出的声响。此外，呼吸道受阻（如慢性阻塞性肺气肿），肥胖尤其是颈部肥胖等，也都是打鼾的原因。

大约 50% 的人睡眠时有打鼾，打鼾本身并无很大的危险性，一般不会影响打鼾者本身的睡眠和健康，但可干扰他人的安宁。个别打鼾严重者可能是睡眠呼吸暂停综合征的最初阶段。另外，肥胖者随着体重的增加，口咽部的气道进一步狭窄，从而发展为睡眠呼吸暂停综合征。这些患者常在夜间憋醒，睡眠质量下降，醒后感觉乏力，昏昏欲睡，长期下去，体内严重缺氧和二氧化碳潴留，易引起严重的心、脑、肺等并发症。此外，服用含酒精的饮料和精神安定剂、催眠剂、抗组织胺类药物等，均可加重打鼾。

由上可以看出，轻度的打鼾对人体并无什么大碍，对于重度打鼾者，则应到正规医院做鼻腔、口腔、软腭、咽喉及颈部检查，以找出原因，进行针对性的防治。

09 梦与睡眠有怎样的关系？

咨询：我今年 34 岁，不知为什么近段时间晚上睡觉总是做梦，白天精神也差了，同事说是做梦影响了休息，我不太相信，请您给我讲一讲梦与睡眠有怎样的关系？

解答：经常听到有人说："我时常合上眼就做梦，整天没精打采。"还有人说："昨晚没休息好，做了一夜梦。"总以为只要做梦就休息不好，有些医生也承认多梦是大脑不曾休息或休息不好的表现，其实这种看法是错误的。做梦并能回忆梦境并不是睡眠不深的标志，也不能说做梦就是夜间没有睡好，人人都会做梦，只不过有的人不去注意它，而有的人很重视它罢了。

梦是人在睡眠中出现的一种正常生理现象，有梦睡眠约占整个睡眠时间的1/5，做梦对每个人来说是必不可少的，不影响大脑休息，许多医学家认为做梦对人体是有一定益处的，可以帮助大脑恢复和完善其功能活动，有助于智力的发育，有助于大脑的创造思维，还有助于维持人的心理平衡、稳定人的精神。

"昼有所思，夜有所梦"，通常由心理因素产生的噩梦、惊梦，其内容与引起他心情不愉快的原因有联系，如有的人因亲人死亡，会在梦中感受到伤感之情；有的人因白天与同事发生冲突，夜间梦见和别人打架、被人追赶，甚至受到死人、鬼怪的侵袭，常常被吓醒；有的人身体上有什么病痛或存在着各种烦恼的心理因素及发生惊恐事件，导致噩梦频频、惊梦不断，正是这些病痛和心理因素对大脑皮质的不良刺激而影响了夜晚的正常睡眠。如果多次从梦中惊醒，就会有多次梦的记忆，感觉梦特别多，同时被惊醒后还会继续感受着梦中的心境，久久难以入睡，这样反而增加睡眠的需要量。

总之，做梦本身不会影响睡眠，但做梦也正像做其他事情一样，都有一个度，过度会适得其反，对身体健康是不利的。如果夜夜做梦，次日头昏脑胀、注意力不集中等，就应当引起重视了。

10 说梦话是怎么回事?

咨询: 我今年 32 岁,近几个月晚上睡觉总是说梦话,爱人心烦极了,我也担心是不是患有什么病,问几位同事也都说不明白,麻烦您告诉我说梦话是怎么回事?

解答: 说梦话又叫梦呓,即在睡眠中讲话或发出某种声音(鼾声除外)。有时是清晰的句子,有时嘟嘟囔囔不知在说什么。几乎人人都说过梦话,偶尔还会高喊几声,甚至可以同睡在旁边的人进行短暂的对话。

近年研究发现,梦呓可发生在睡眠的任何阶段,既可发生在做梦较多的异相睡眠期,又可发生在正相睡眠期,既可发生在第一、二期的浅睡阶段,又可发生在第三、四期的深睡阶段,且更多的是发生在正相睡眠期睡眠的第二阶段,即浅睡眠阶段。梦呓的表现形式很不一致,可以仅是嘴唇无声的动作,或是含混不清的叽里咕噜;可以是构音不清的只言片语,或是发音清晰、吐字正确的语言。

梦呓的内容也多种多样,往往是对白天发生的某件事的陈述及看法或愿望,有时是对话、背书、朗诵等。值得指出的是,说梦话的人很少能将心中的秘密说出来,说梦话的原因和机制至今还没有阐明。

总之,说梦话像睡眠一样是一种正常现象,说梦话主要是影响他人,对自己无任何损害,所以用不着担心。

11 睡眠中为什么流口水?

咨询: 我今年 36 岁, 平时没有什么不舒服的感觉, 自认为身体很健康, 让我烦恼的是晚上睡觉总流口水, 有时一觉醒来把枕巾都弄湿了, 请您给我讲讲睡眠中为什么流口水?

解答: 口水是由舌下腺、颌下腺、腮腺等唾液腺通过外分泌管道分泌到口腔的津液, 正常每日约分泌 1500 毫升。一般而言, 3~4 个月的婴儿, 由于饮食中逐渐补充了含淀粉多的食物, 口水分泌量会大大增加, 再加上婴儿吞咽功能尚未健全, 闭口、开口动作不协调, 口水便会流出来。7~8 个月的婴儿, 由于牙齿萌生对口腔神经的刺激, 唾液分泌量更为增加, 口水分泌会更多, 宝宝逐渐长大后, 唾液分泌功能和吞咽功能渐趋完善, 口水便会逐渐消失。

成年人睡眠中流口水者也不少见, 究其原因主要有以下几个方面: ①口腔卫生习惯不良, 牙缝里食物残渣, 尤其是糖类物质的积聚, 容易发生龋齿、牙周病等导致睡眠时流口水。②一些不良习惯, 如啃指甲、吐舌、咬铅笔等造成前牙畸形, 导致睡眠时口水流出。③唾液分泌由神经调节, 若调节障碍, 也会出现睡眠中流口水的现象。④睡眠时由于体位的关系, 侧身睡、头偏向一侧也容易流口水。防治的方法是要注意口腔卫生, 养成饭后漱口、睡前刷牙的良好卫生习惯。也可以清口腔科医生去除牙石，并服用维生素 C、维生素 B$_2$ 等药，消除牙龈炎，减少口腔内的不良刺激。

12 影响睡眠的四要素是什么？

咨询： 我今年 26 岁，近段时间总是失眠，我知道保持良好的睡眠十分重要，有很多因素影响睡眠，听说有影响睡眠的四要素，但不清楚具体内容，请问影响睡眠的四要素是什么？

解答： 如果以每天睡眠 8 小时计算，在人的一生中，大约有 1/3 的时间是在睡眠中度过的。睡眠的好坏与人的心理和身体健康息息相关，睡眠的用具、睡眠的姿势、睡眠的时间以及睡眠的环境对睡眠的质量影响很大，此乃影响睡眠的四要素，注意影响睡眠的四要素，对改善睡眠、保持充足有效的睡眠大有帮助。

（1）睡眠的用具：无论是南方的床，还是北方的炕，在安放或修造时，都应南北顺向，入睡时头北脚南，使机体不受地磁的干扰。铺的硬度宜适中，过硬的铺会使人因受其刺激而不得不时常翻身，难以安睡，睡后周身酸痛。枕头高度的选择，一般认为正常人仰卧位枕高 12 厘米左右，约与个人拳头等高，侧卧与肩等高较为合适，过高过低不仅易引发颈椎病，还影响正常睡眠。

（2）睡眠的姿势：人的睡眠姿势一般是仰卧或侧卧，对于侧位睡姿者，宜经常改变侧卧的方向。有心脏疾患的人，最好取右侧卧位，以免增加心脏负担而使发病的几率增加；患有高血压者，应注意适当垫高枕头；患有肺部疾患者，除垫高枕头外，还要经常改换睡侧，以利痰涎的排出；胃脘部胀满不适和有肝胆系统疾患者，以右侧位睡眠为宜；四肢疼痛者应尽量避免压迫痛处而卧。总之，选择舒适、有利于缓解病痛的睡姿，对保持良好的睡眠大有帮助。

（3）睡眠的时间：睡眠的时间一般应维持7~8小时，但不一定强求，应视个体差异而定。入睡快而睡眠深，一般无梦或少梦者，睡上6小时即可完全恢复精力；入睡慢而浅睡眠多，常多梦、恶梦者，即使睡上10小时，精神仍难清爽，应通过各种治疗，以获得有效睡眠。由于每个人有不同的生理节奏，在睡眠早晚的安排上要因人而异。

（4）睡眠的环境：睡眠的好坏，与环境关系密切，居住环境嘈杂、住房拥挤、卧具的不舒适、空气污染或突然改变睡眠环境，噪声、强光的刺激，气温的过冷或过热，以及蚊子、跳蚤等侵扰都会影响睡眠而出现失眠。要选择空气清新、光线柔和、温度适宜、居室安静的睡眠环境，以保证舒适、充足的睡眠。

13 不良的睡眠习惯有哪些？

咨询：我是失眠患者，知道要保持高质量的睡眠，防治失眠，必须有一个良好的睡眠习惯，改变不良的睡眠习惯对失眠患者来说十分重要，请您告诉我不良的睡眠习惯有哪些？

解答：睡眠并不像人们常说的那样"想睡就睡"就可以了，某些不良的睡眠习惯往往是长期失眠的主要原因。要保持高质量的睡眠，防治失眠，必须有一个良好的睡眠习惯。对失眠患者来说，改变不良的睡眠习惯可以收到意想不到的效果。不良的睡眠习惯有很多，下面几种在日常生活中较为常见，应注意克服。

（1）饮酒催眠：酒喝得多了，会在醉后呼呼大睡。有一些人以此为据，认为睡不好时只要在临睡前饮点酒，失眠的问题就解决了，其实这一观点是错误的。借饮酒催眠，不仅达不到治疗失眠的目的，长此以往对身体也是极为有害的。酒精具有兴奋作用，不少人在酒桌上几杯酒下肚后便会话多而滔滔不绝，情绪异常兴奋，自我控制能力下降，若此时再加码续杯，会出现吐字不清，步态不稳，不胜酒力者就会醉倒不起，但醉的时间一般不会太长，2、3个小时就会醒过来，而且酒有耐受性，随着酒量的渐渐增大，要达到醉酒程度的酒量也必定随之上升，若不加量，睡眠持续时间会越来越短。由此可见，欲以酒助眠，不仅不能从根本上解决失眠的问题，反倒可能成为一个酒精依赖者。同时90%的酒精是经肝脏代谢分解的，过量饮酒对肝脏的损害极大，酒精对神经系统、生殖系统等也有损害，过量饮酒还可出现酒精中毒等。借饮酒催眠无异于饮鸩止渴，所以请失眠者切记，千万不要用此法催眠了。

（2）蒙头而睡：有的人以为蒙着头睡觉外界刺激减少，睡的更香甜，其实蒙着头睡觉是不可取的。被窝因蒙头大睡氧气会越来越少，二氧化碳越来越多，人体需要的氧气得不到满足，就会使体内缺氧。首先便是脑部缺氧，导致梦多或做噩梦，容易被惊醒，有时甚至会被憋醒，而且醒后头昏脑胀、胸闷气短，对消除疲劳不利，完全没有睡觉醒后轻松愉快的感觉。

（3）戴东西睡觉：戴东西睡觉也是不良的睡眠习惯，应注意纠正。有的人喜欢戴着手表或挂表睡觉，有的人贪图方便晚上睡觉时枕边手机不关机，殊不知不但其声响影响睡眠，电子设备释放出的电磁波日久也会影响人的神经系统，致使其功能紊乱，对睡眠不利。妇女戴乳罩是为了展示美和保护乳房，晚上戴乳罩睡觉就完全没有必要。

（4）睡"回笼觉"：早晨空气中负离子浓度较大，空气新鲜，清晨起床后到户外跑步、散步或打太极拳等，对身体大有好处。有些人喜欢晨练后再回卧室解衣上床睡上一觉，此即所谓的"回笼觉"，认为这样会在体力上得到补充，白天精力更充沛，其实这样直接影响晨练的效果，不利于身体健康。早晨起床后以不睡回笼觉为好，其一，晨练时人们呼吸加快，心跳加速，心肺功能得到加强，这有利于延缓冠心病、高血压、肺气肿等疾病的发生，若晨练后再补睡一觉，对心肺功能恢复不利。其二，晨练以后，机体内消耗大量的热能，常有出汗，此时若重新钻入被窝，因被窝的温度过低容易受凉感冒。其三，晨练后心跳加快，大脑兴奋，难以直接进入梦乡，而且肌肉因晨练产生的代谢产物，如乳酸等也不易消除，反而使人感到四肢松弛无力，周身不爽。

（5）夜晚过度娱乐：城市的夜生活五彩缤纷，尤其是娱乐活动较多，但夜晚过度娱乐容易引起失眠，有时会彻夜难眠，影响第二天的生活和工作，对身体健康也有害无益，失眠患者更要注意夜晚娱乐要适可而止，不能过度。打麻将是一种益智和有趣的娱乐方式，在较短的时间内玩一玩有益于调节精神、解除疲劳，如长时间打麻将易使大脑过度紧张、兴奋，妨碍睡眠。有些人喜欢跳舞，但不要痴迷于舞场，如果跳舞时间过长，可造成血管痉挛，易发生头痛，还能使大脑兴奋，加重失眠。

（6）睡前饮浓茶、咖啡：合理的饮茶不仅能爽神益智，对多种疾病也有辅助治疗作用。中医认为，茶有止渴、提神、消暑、强心、利尿、消食、解腻、明目、益智等功效。茶中除了含有咖啡因、芳香油类、多种维生素、氨基酸及无机盐外，还含有一种能加强毛细血管韧性的茶鞣酸，对神经系统有较好的营养及调节作用。失眠者适时、适量饮浓茶和咖啡，可提高中枢神经系统的兴奋性，增强记忆力，消除疲劳，提神醒脑。但应注意睡前不要饮浓茶、咖啡，睡前饮浓茶、咖啡会因其兴奋作用而影响睡眠，失眠者睡前饮浓茶、咖啡是不可取的。

（7）临睡前思考问题：临睡前动脑筋思考问题，这是一种不良的习惯，往往因为考虑问题使大脑过度兴奋而引起失眠，应该改变这个习惯，在上床睡觉之前把明天要做的事记在本子上或记事牌上，然后坦然上床睡觉。同样，对容易激动兴奋的人来说，睡前不宜进行激动人心的讲话，不宜看扣人心弦的书刊，不宜观看使人难以忘怀的电影和戏剧。使大脑容易进入抑制状态，就不会引起大脑皮质过度兴奋而影响睡眠了。

14 什么样的睡眠姿势最恰当？

咨询： 我今年 26 岁，自从前段时间患失眠后，很想多了解一些有关睡眠方面的知识，听说睡眠的姿势不当也会影响睡眠，甚至引发失眠，请您告诉我什么样的睡眠姿势最恰当？

解答： 睡眠的姿势不当确实也会影响睡眠，甚至引发失眠。睡眠的姿势当以有利于入睡，睡得自然舒适为准。人的睡眠姿势一般是仰卧位或侧卧位，也有人采取俯卧位。《老老恒言·安寝》中说："如食后必欲卧，宜右侧以舒脾气。"睡眠时提倡"卧如弓"，采取略为弯曲的右侧卧位为好，这样四肢容易放到舒适的位置，使全身肌肉放松，有利于解除疲劳，易于入睡。同时右侧卧位心脏压力较小，有利于血液循环，可增加肝的供血量，有利于肝脏的代谢；右侧卧位也有利于食物在消化道内转运、吸收。仰卧位时，肌肉不能完全放松，睡熟后舌根易下坠而造成睡眠呼吸暂停，口水容易流入气管而引起呛咳。俯卧位时压迫胸腹部，影响心肺功能，不利于健康，所以不提倡俯卧位睡觉。

当然，任何事情都是相对的，虽然右侧卧位是最佳卧姿，但也要因人而异，根据不同的情况灵活掌握。比如孕妇不宜经常右侧卧，因为这样使子宫容易向右旋转，会压迫腹部的下腔静脉，影响血液回流和循环，不利于胎儿的发育和分娩，孕妇的睡姿以左侧卧位较为合理。双侧肺结核的患者，不宜侧卧，而以仰卧为好。胸膜有疾病的患者一般宜采用"患侧卧位"，这样既不妨碍健侧肺部呼吸，又能使患侧得到一定程度的休息，有利于入睡和对疾病的治疗。心脏病患者心脏代谢功能尚好者可向右侧卧，以减轻对心脏的压迫而减少发病，但若已出现心力衰竭者，可采取半卧位，以减轻呼吸困难，切忌左侧卧或俯卧。

15 睡眠质量的标准是什么？

咨询： 我最近一段时间虽然晚上睡眠的时间还可以，但第二天头脑还是昏昏沉沉的，同事说是睡眠质量不高造成的，听说睡眠质量是有一定标准的，请问睡眠质量的标准是什么？

解答： 这里首先告诉您，睡眠质量确实是有一定标准的。人的整个睡眠过程大致可分为两种不同的时相状态，即慢波睡眠和反常睡眠，这两种睡眠相互交替出现，构成了一个完整的睡眠周期。慢波睡眠又称慢动眼相睡眠、浅睡眠，反常睡眠又称深睡眠、异相睡眠。决定睡眠是否充足，除了对睡眠量的要求外，更主要的是对睡眠质的要求。

睡眠质的含义是睡眠的深度和异相睡眠所占的适宜比例，好的睡眠质量不仅要达到适宜的睡眠深度，异相睡眠在总的睡眠中所占的比例也要适当。异相睡眠对改善大脑疲劳有重要作用，有关实验表明，被剥夺异相睡眠的猫和鼠的行为会发生变化，如记忆力减退、食欲亢进等。根据国外资料统计，异相睡眼在睡眠总量中所占的百分比，新生儿为50%，婴儿为40%，儿童为18.5%~25%，青少年为20%，成年人为18.9%~22%，老年人为13.8%~15%。如果异相睡眠达不到上述比例，则慢波睡眠中的浅睡期相对延长，这样的睡眠质量就不高，结果就会产生未睡觉的感觉。

在实际生活中，好的睡眠质量可用以下标准来衡量。

（1）入睡快，在10分钟左右入睡。

（2）睡眠深，呼吸深长不易惊醒。

（3）无起夜或很少起夜，无惊梦现象，醒后很快忘记梦境。

（4）起床快，早晨起床后精神好。

（5）白天头脑清晰，工作效率高，不困倦。

16 如何提高睡眠质量？

咨询： 我今年28岁，近两年来时常失眠，我知道失眠是现代人生活中最易发生的一种现象，如何提高睡眠质量是人们普遍关心的问题，麻烦您给我介绍一下如何提高睡眠质量？

解答： 失眠的时候不要给自己压力，因为压力会让你更睡不着。失眠是现代人生活中最易发生的一种现象，如何提高睡眠质量是人们普遍关心的问题，有经验的医生为提高睡眠质量提出了一些好的建议，了解这些建议对提高睡眠质量大有好处，下面给您逐一介绍。

（1）周末不要睡得太晚：坚持有规律的作息时间，周末不要睡得太晚，如果你周六睡得晚周日起得晚，那么周日晚上你可能就会失眠。

（2）睡前不要猛吃猛喝：在睡觉前大约 2 小时可吃少量的晚餐，不要喝太多的水，因为晚上不断上厕所会影响睡眠质量。晚上不要吃辛辣的富含油脂的食物，这些食物也会影响睡眠。

（3）睡前远离咖啡和尼古丁：建议你睡觉前 8 小时不要喝咖啡，晚上不要吸烟。

（4）选择合理的锻炼时间：下午锻炼是帮助睡眠的最佳时间，有规律的身体锻炼能提高夜间睡眠的质量。

（5）保持室内适宜的温度：室温过低或过高都不利于睡眠，要保持室内适宜的温度，通常室温宜在 16~24℃，夏季可提高到 21~28℃，低于 10℃或高于 30℃，人们都有难以耐受的不良反应，影响睡眠。

（6）大睡要放在晚间：白天打盹可能会导致夜晚睡眠时间被"剥夺"，白天的睡眠时间严格控制在 1 小时以内，且不能在下午 3 点以后还睡觉，否则可影响晚间的睡眠。

（7）保持居室安静：晚上睡觉时要保持居室安静，关掉电视机、收音机和电脑等，因为居室安静对提高睡眠质量是非常重要和有益的。

（8）选择舒适的床：床舒适与否对睡眠影响较大，一张宽敞舒适的床给你提供一个良好的睡眠空间。

（9）居室光线要柔和：居室柔和的光线是正常睡眠的前提和基础，没有关灯就睡觉，在强光刺激下睡眠质量不高。

（10）睡前要洗澡：睡觉前洗一个热水澡有助于你放松肌肉，解除疲劳，可令你睡得更好。

（11）不要依赖安眠药：最好不要依靠安眠药助眠，在服用安眠药之前一定要咨询医生，建议服用安眠药的时间不要超过 4 周。

（12）注意足部保暖：有研究表明，双脚凉的人的睡眠质量通常要比双脚舒适温暖的人要差。

（13）卧室里尽量不摆放花卉：卧室里尽量不要摆放花卉，因为花卉能引起过敏反应，对睡眠不利，若想摆放花卉的话可摆放郁金香，郁金香通常不会引发过敏反应。

（14）选择合适的枕头：合适的枕头对睡眠大有帮助，枕头高度的选择，一般认为正常人仰卧位枕高 12 厘米左右，约与个人拳头等高，侧卧与肩等高较为合适，过高过低不仅易引发颈椎病，还影响正常睡眠。合适的枕头应是让人在躺下时颈椎的曲线呈 S 形，脸部的倾斜度约为 5 度。

（15）选择适当的睡衣：睡衣以纯棉为佳，且应宽松舒适，睡衣过于瘦小，把身体束得紧紧地，试问怎么能睡得安稳呢？

（16）保持心境平稳：只有保持心境平稳，清心寡欲，才能从根本上保证睡的甜美，心事重重，抑郁寡欢，急躁恼怒，尤其坐卧不安，是不可能睡好的。

17 什么是失眠？

咨询：我今年 36 岁，近段时间晚上睡觉时总是难以入睡，医生说是失眠，邻居时常早醒，医生说他也是失眠，听说失眠的情况各不一样，请问**什么是失眠？**

解答：的确像您听说的那样，失眠的情况是各不一样的。夜幕降临，繁星闪烁，辛勤劳作了一天的人们渐渐地进入甜美的梦乡，然而在我们中间，并不是每个人都能顺利地睡眠，有的入睡困难，上床很难马上睡着；有的睡不安稳，噩梦频频，容易惊醒；有的早醒，醒后不能马上入睡；更有甚者在床上辗转反复，彻夜难眠，苦不堪言，其实这都是失眠了。

失眠即睡眠障碍，是指睡眠时间和质量不能达到正常睡眠要求，从而出现疲乏、注意力不集中、情绪不佳等不适的感觉。睡眠的时间和质量要以平时睡眠习惯为标准，而且只有连续无法正常成眠时间至少在 3 周以上，才称得上患有失眠症。失眠是中枢神经系统功能失调的反映，失眠可以表现出多种多样的情况，如难以入睡、早醒、睡眠中易醒、醒后难以再度入睡、睡眠质量下降（表现为多梦）、睡眠时间明显减少等。

失眠是生活中最容易发生的一种现象，在人的一生中，绝大多数都有过罹患失眠的病史或正被失眠所困扰。失眠是当今社会人们普遍存在的痛苦之一，它可能是除疼痛以外最常见的临床症状。失眠给患者带来肉体和精神上的痛苦，严重影响人们的生活质量和劳动能力。随着我国当今社会化、城市化的高度发展，社会竞争越发激烈，学习生活节奏的加快，心理压力增大，导致失眠症患者越来越多。失眠症已经得到越来越多地关注，2001 年国际精神卫生和神经科基金会提议把每年 3 月21 日作为世界睡眠日，以宣传普及睡眠知识，在全球开展睡眠与健康活动，唤起全民对睡眠重要性的认识。

18 引发失眠的原因有哪些？

咨询： 我今年36岁，患失眠已经有一段时间了，很是痛苦，我知道引发失眠的原因多种多样，消除引起失眠的原因是治疗失眠的重要一环，请您告诉我引发失眠的原因有哪些？

解答： 正像您说的那样，引发失眠的原因复杂多样，任何可引起大脑中枢兴奋性增加的因素都可能成为失眠的原因，消除这些原因是治疗失眠的重要一环。

环境因素、行为因素、疾病因素、精神因素以及药物和嗜酒因素等，都可以通过影响大脑正常的兴奋和抑制过程而导致失眠，同时同一患者的失眠常可能不止一个原因，不过从现实生活来看，精神因素引发的失眠较为常见。

（1）环境因素：环境因素是引发失眠最常见的原因之一，居住环境嘈杂、住房拥挤、卧具的不舒适、空气污染或突然改变睡眠环境，噪声、强光的刺激，气温的过冷或过热，以及蚊子、跳蚤等侵扰都会影响睡眠而出现失眠。

（2）行为因素：不良的生活习惯，如睡前饮茶、饮咖啡、吸烟等；经常日夜倒班工作，以及长期夜间作业、流动性工作，如出差等，都可致使睡眠节律改变而引发失眠。此外，生活无规律，入睡无定时，过度娱乐，以及跨时区的时差反应等，也均可引起体内生物钟节奏的变化而出现失眠。另外，饮食过饥或过饱、疲劳兴奋等，也可引起失眠。

（3）疾病因素：任何躯体的不适均可导致失眠，失眠与很多疾病有关，或者说有不少疾病会引起失眠。失眠往往是一张"面具"，其背后常常还隐藏着其他疾病。诸如神经衰弱、精神分裂症、情感性疾病、绝经期综合征、甲状腺功能亢进、肺心病、过敏性疾病、中枢神经系统疾病、高血压、膀胱炎、冠心病、营养不良以及各种疼痛性疾病等，都可出现失眠。

（4）精神因素：精神因素是引起失眠的主要原因，生活和工作中的各种不愉快事件致使焦虑、忧愁，过度的兴奋、愤怒，持续的精神创伤导致的悲伤、恐惧等，均可引起失眠或加重失眠。多数失眠者因为工作压力大，过于疲惫和思虑过多而阻碍良好的睡眠。患者由于过分地关注自身睡眠问题反而不能保证正常的睡眠，有时即使睡着了也是恶梦不断，出现恶性循环。

（5）年龄因素：失眠与年龄密切相关，年龄越大越容易失眠，老年人入睡时间往往延长，再加上夜尿多、睡眠浅、易醒等原因，老年人失眠的发生率比年轻人要高得多。

（6）药物和嗜酒因素：药物是引起失眠的另一祸手，有些失眠纯粹是由药物引起的，即药源性失眠。能引起失眠的药物常见的有平喘药、安定药、利尿药、强心药、降压药、对胃有刺激的药以及中枢兴奋药等。另外，长期服用安眠药一旦戒断也会出现戒断症状，比如睡眠浅、噩梦多等。偶尔适量饮酒可能有促进睡眠的作用，但若长期饮酒，就像吃安眠药一样会上瘾，久而久之将影响正常睡眠，出现失眠。

19 失眠的危害有哪些？

咨询： 我今年49岁，是失眠患者，本以为失眠不是什么大问题，昨天听医院的医生说长期严重失眠会对人体健康产生不同程度损害，我有点不放心，请问<u>失眠的危害有哪些</u>？

解答： 这里首先告诉您，失眠确实会对人体健康产生诸多损害。我国民间有"经常失眠，少活十年"的说法，科学研究表明人不吃饭能活20天，不喝水能活7天，而不睡觉却只能活5天，可见失眠对人体健康危害之大。睡眠对人体具有各种保护功能，偶尔失眠对身体并无多大损害，但如果长期严重失眠，将会对人体健康产生不同程度的损害。

（1）长期失眠，人的大脑得不到充分的休息，就会使人的注意力不集中，使大脑的创造性逻辑思维能力下降，记忆减弱，甚至会使运算和处理事物的能力受到影响，从而使有关的精神活动和工作、学习效率明显下降。

（2）睡眠不足可引起人体的交感神经功能亢进，兴奋性增加，白天和黑夜的代谢率增高，免疫力被削弱，影响整个人体功能的恢复。这样势必会使对各种疾病的抵抗力减弱，由此会导致各种疾病的发生，或使原有的多种疾病症状加重。与正常人相比，失眠者明显出现神倦乏力，精神不振，易患感冒、胃肠道疾病、脱发、白内障等病。同时，长期失眠还会引起血中胆固醇含量增高，若运动量减少，极易引起肥胖，使高血压、糖尿病、心脏病等发病机率增加，甚至易发生中风。

（3）对处于生长发育阶段的儿童来说，失眠不仅会影响身体健康，还可因生长激素在失眠时的分泌减少而影响其生长发育。因为儿童的生长发育除了与遗传、营养、锻炼等因素有关外，还与生长素的分泌有一定的关系，生长素是下丘脑分泌的一种激素，它能促进骨骼、肌肉、脏器的发育，儿童在熟睡时生长素有一个很大的分泌高峰，随后又有几个小的分泌高峰。有个别家长只要求孩子好的学习成绩，却往往忽视了应给孩子每天充足的睡眠时间，如果孩子经常失眠或睡眠明显不足，生长素的分泌就会减少，一二年后，这些孩子的身高就会明显低于睡眠充足的孩子。

（4）失眠还影响皮肤健康，人们常说"失眠是美容的大忌"，经常失眠，睡眠不足的人，由于皮肤毛细血管血液循环受阻，皮肤细胞得不到充足的营养，而影响皮肤的新陈代谢，加速皮肤的衰老，使皮肤色泽晦暗，眼袋发黑，易生皱纹，显得苍老。而健康睡眠者的面色红润有光泽，双目灵活有神，显得神采奕奕，精神焕发，年轻漂亮。

（5）经常失眠、睡眠不足或睡眠紊乱会影响人体内细胞的分裂，澳大利亚科学家的研究表明，人体内细胞的分裂多在睡眠之中进行，严重失眠会影响细胞的分裂，易产生细胞突变而导致癌症的发生，严重威胁着人类的健康。

（6）长期失眠可导致人体自主神经功能紊乱，内分泌失调，而引起轻重不等的各种精神障碍，终日恐惧胆怯，急躁易怒，心情沮丧焦虑，男子阳痿、性欲减退等。轻者出现神经衰弱，较重者易导致抑郁症、焦虑症、精神分裂症等精神性疾患的发生。老年人则往往易表现出情绪低落，烦躁不安，或致痴呆症发生，影响人际交往等。

（7）由于失眠产生的上述躯体和精神方面的不利影响，大大增加了工作时意外事故的发生，从而对社会和个人造成巨大的损失。

20 失眠与神经衰弱有怎样的关系？

咨询： 近两年我时常失眠，医生说是神经衰弱造成的，我们单位的小张，患有神经衰弱，也是经常失眠，似乎失眠与神经衰弱密切相关，请您告诉我失眠与神经衰弱有怎样的关系？

解答： 失眠与神经衰弱确实密切相关。神经衰竭是由心理、社会因素引起大脑皮质功能紊乱所致的一种疾病，其临床症状复杂、多变，具有心理冲突、心理障碍特征，患者易激动，对声、光、冷、热等刺激敏感，常有头晕、心烦、心悸、厌食、性功能异常、白天没精神、思维迟钝、记忆力减退，并有睡不着、睡不实、多梦等。失眠和神经衰弱都属于神经功能障碍性疾病，神经衰弱最常见的症状就是失眠，不过失眠不是神经衰弱的唯一症状，有失眠症状的人也不一定就是神经衰弱，失眠可由多种原因引起。

引起失眠的原因有许多，神经衰弱者失眠的常见原因主要在于压力增加或不知如何处理这些压力，所以感到担心、焦虑而干扰睡眠，而睡眠差本身又加重白天的不良状态与感受，如疲劳、缺乏精力、注意力不集中，使人更焦虑，有些人想借助咖啡、浓茶或尼古丁提神，这些又加重了夜间的失眠，形成恶性循环。神经衰弱患者由于大脑兴奋和抑制功能失调，自主神经功能紊乱，易出现心烦急躁、失眠多梦、心悸健忘诸症状，这当中最突出和最早出现的症状就是失眠。神经衰弱者失眠多表现为入睡难、早醒、醒后不易再睡以及睡眠浅且多梦等，觉醒后有不解乏之感。

神经衰弱属中医学"不寐""郁症""惊悸""健忘"的范畴，中医认为神经衰弱的发生主要由于素体虚弱，情志失调，思虑劳倦，饮食不节等，致使气血不足，阴阳失调，脏腑功能紊乱而成。患者因先天禀赋不足，情志懦弱，性格多表现为胆怯、自卑、多疑等。性格懦弱之人，又容易为七情所伤，长期情志抑郁，必致肝气郁结，疏泄失常，郁而化火，扰及心神，从而容易出现心烦失眠。思虑劳倦者，必使心脾两虚，心肾不交，肝肾阴虚，心神失养，脑窍失聪，则失眠多梦，心悸健忘，腰酸腿软，头晕耳鸣，神疲乏力诸症状丛生。

21 服用哪些药物容易引起失眠？

咨询：我今年60岁，患有高血压、冠心病、糖尿病，可以说每天都与药相伴，近段时间又出现失眠了，听说有些失眠是服用药物引起的，我想知道服用哪些药物容易引起失眠？

解答： 药物确实是导致失眠的重要原因之一，对镇静安眠药物发生依赖现象的人常有顽固性睡眠障碍，长期服用兴奋剂的人也会出现失眠，有些失眠纯粹是由药物引起的，即药源性失眠。那么服用哪些药物容易引起失眠呢？这里给您简要介绍一下。

有关资料表明，能引起失眠或使失眠加重的药物主要有糖皮质激素、平喘药、抗结核药、抗心律失常药、降压药、利尿药、高效止痛剂、抗抑郁药、抗胆碱药、安定类药以及中枢兴奋药等，服用这些药物容易引起失眠。

（1）糖皮质激素：如泼尼松、地塞米松、泼尼松龙等，大剂量使用时可引起机体的兴奋性增高，导致失眠、多汗等。

（2）平喘药：如氨茶碱、麻黄碱等，夜晚服用后由于其中枢兴奋作用，常常导致失眠。

（3）抗结核药：如大量服用异烟肼时，具有中枢神经系统兴奋作用，可导致失眠。

（4）抗心律失常药：如丙吡胺和盐酸普鲁卡因酰胺，均可影响睡眠的质量，引发失眠等。

（5）降压药：如甲基多巴、萝芙木甲素和可乐宁等，可产生抑郁综合征而造成严重失眠，此外抗高血压药用量不当容易造成夜间低血压而引起失眠。

（6）利尿药：如呋塞米、依他尼酸等，尤其是联合用药时，可引起夜间多尿而扰乱睡眠，此外由于利尿后排钾过多导致心血管节律障碍而引起失眠。

（7）高效止痛剂：如吗啡、杜冷丁等，在使用过程中由于其中枢兴奋作用常出现失眠，在反复应用而突然停药时可出现戒断综合征而导致失眠等。

（8）抗抑郁药：如丙咪嗪、去甲替林、普罗替林以及氯丙嗪等，都可引起失眠。

（9）抗胆碱药：抗胆碱药特别是治疗帕金森氏病和震颤的药物，还有三环抗抑郁剂，如阿米替林等，可引起夜间烦躁不安和精神错乱而影响睡眠。

（10）安定类药：安定类药用量不当，偶尔可导致老年患者睡眠倒置，即白天镇静，全身活动减少，摄入液体量减少，进而夜间烦躁不安、精神错乱，出现失眠等。

（11）中枢兴奋药：如吡烷酮醋胺，若在晚上服用会引起烦躁而进入兴奋状态，导致失眠。

除上述药物外，诸如抗癌药、抗癫痫药、口服避孕药、甲状腺制剂以及含咖啡因的药物等，均可兴奋大脑皮质而影响睡眠。应当指出的是，药物与食物不同，大剂量长期使用，各种毒副作用会越来越严重，其副作用远不止引起失眠，在用药前必需熟悉其毒副作用，尽量避免联合用药，必须联合时要仔细分析其相互作用，联合最好不要超过3种，以免药物间产生拮抗而引发失眠等不良反应。

22 哪些疾病常伴有失眠？

咨询：我今年31岁，患神经衰弱已多年，时常失眠，听说除神经衰弱外，还有许多疾病常伴有失眠，我想进一步了解一下，请您告诉我哪些疾病常伴有失眠？

解答：失眠与很多疾病有关，或者说有不少疾病会引起失眠或伴有失眠，所以若把这些疾病治好了，睡眠一般也能得到改善。因此，必须了解能引起失眠的疾病，看哪些病常伴有失眠，这样对改善睡眠有所裨益。

（1）中枢神经系统疾病：如脑外伤、脑肿瘤、脑血管疾病、帕金森氏病、老年性痴呆、癫痫、偏头痛等，均能引起失眠而伴发失眠的症状。

（2）呼吸系统疾病：如慢性支气管炎、哮喘、百日咳、肺心病、慢性阻塞性肺疾病等，也常常伴有失眠。

（3）泌尿系统疾病：慢性肾功能衰竭时的睡眠常常是短而破碎，只有肾透析或肾移植才能有效地解决问题。尿毒症还可因毒物在体内蓄积而不断地损伤中枢神经细胞及使机体代谢紊乱而致失眠。膀胱炎、肾盂肾炎引起的尿频尿急、尿痛可严重干扰睡眠，此外中老年人的前列腺肥大引起的尿频对睡眠也有不利影响。

（4）变态反应性疾病：皮肤瘙痒、过敏性鼻炎、荨麻疹常常干扰睡眠而伴发失眠。

（5）循环系统疾病：心功能衰竭、冠心病心绞痛、高血压、动静脉炎等都可影响睡眠而出现失眠。

（6）消化系统疾病：消化性溃疡、肠炎、痢疾等造成腹痛、烧心、恶心、呕吐、腹泻等，可明显干扰睡眠而伴发失眠。

（7）运动系统疾病：骨骼、肌肉、关节的损伤和炎症，可致使其发生酸楚疼痛，会不同程度地引起睡眠障碍。

（8）精神心理疾病：忧郁症、神经衰弱、精神分裂症、焦虑症等精神心理疾病患者大多伴有不同程度的失眠。

（9）内分泌系统疾病：甲状腺功能亢进者常有恐惧、焦虑等，伴发有失眠；糖尿病患者由于饮食摄入量的改变，尿量增多，以及伴发的周围神经损害，也常出现睡眠障碍。

（10）妇女经前期和绝经期综合征：妇女经前期综合征可发生严重的焦虑不安、痛经而出现失眠，绝经期综合征也常有心烦急躁、心悸盗汗、失眠多梦等症状。

23 失眠有怎样的临床表现？

咨询： 我今年31岁，近段时间晚上总是休息不好，到医院咨询，医生说是失眠，听说失眠的临床表现是多种多样的，我想了解一下，请您给我介绍一下失眠有怎样的临床表现？

解答： 失眠是指有效睡眠量的减少，一般认为每周4个晚上连续3周或以上，入睡、浅睡期超过30分钟，或每晚总的觉醒时间超过30分钟，使睡眠效率小于85%，即为失眠。失眠的临床表现是多种多样的。

失眠最主要的症状是睡眠时间不足、睡眠质量下降，常伴随许多不适，如头晕头痛、体倦乏力、注意力不集中、健忘、工作和学习效率下降等。失眠的表现有入睡困难、时常觉醒、晨醒过早以及梦境频发等多种形式。

（1）入睡困难：入睡困难，上床很难马上睡着是失眠最常见的表现。上床后30分钟仍不能入睡即可认定为"入睡困难"。入睡困难的特点就是睡眠行为与环境建立了不良的条件反射，若遇到环境改变，如出差、值班甚至改变床位或更换枕头均可使入睡困难更加明显或恶化。这些患者往往在就寝之前就开始担心自己能否入睡，因此很难放松进入自然的睡眠状态。一些预防性措施不但不能帮助睡眠，由于注入了主观意识活动，反而提高了大脑皮质的兴奋性，加剧了本来就紧张的精神状态。患者入睡前思绪繁杂、情绪焦虑、肌肉紧张，因此入睡的潜伏期延长。

（2）时常觉醒：睡眠时常觉醒在日常生活中也较多见，表现在睡不安稳，容易惊醒，睡眠间断、中断和不安宁，常伴入睡困难和早醒，并常有噩梦发生。由于大脑皮质警醒的水平较高，浅睡眠时间长，因此在慢波睡眠浅睡阶段和反常睡眠阶段较易觉醒，造成睡眠时间缩短，睡眠质量下降，感到似睡非睡，对周围环境的声响、活动一概知晓，故醒后常感睡眠不足。

（3）晨醒过早：早醒又称为"终点失眠"，患者入睡并不困难，但持续时间不长，醒后再难以入睡，在床上辗转反侧或起床走动，叹息夜太长。

（4）梦境频发：梦境频发者虽能入睡，却自觉整夜未睡好，常常主诉"通宵做梦，根本未睡"，睡眠质量差，醒后感到疲乏，精神萎靡不振。

24 失眠是如何分类的？

咨询： 我今年37岁，患失眠已经很长一段时间了，我知道失眠有生理性失眠、病理性失眠等多种名称，也有很多分类的方法，麻烦您告诉我失眠是如何分类的？

解答： 失眠的分类目前尚无统一的标准，有很多分类方法，按失眠时间、失眠原因、失眠性质及失眠发生时间长短等划分。

（1）按失眠时间划分：按失眠时间可将失眠分为起始失眠、间断性失眠和终点失眠。

起始失眠：起始失眠是指入睡困难，又称为"入睡性失眠"。

间断性失眠：间断性失眠是指入睡不宁，睡后易醒，常有噩梦，又称为"睡眠维持性失眠"。

终点失眠：终点失眠是指入睡并不困难，但持续时间不长，醒后不能再入睡，又称"早醒性失眠"。

（2）按失眠原因划分：按失眠原因可将失眠分为生理性失眠和病理性失眠。

生理性失眠：生理性失眠是指偶尔失眠，或因环境、情绪、饮食、娱乐、药物等引起的一过性失眠，并排除疾病引起的失眠症。在人的一生中，绝大多数人均有生理性失眠的体验。

病理性失眠：病理性失眠是指各种器质性疾病引起的失眠，一般时间较长。

（3）按失眠性质划分：按失眠性质可将失眠分为真性失眠和假性失眠。

真性失眠：真性失眠是指长时间对睡眠质量不满意，包括难以入睡、睡眠不深、睡后易醒、多梦、早醒、醒后不易入睡等，这种情况每周至少发生3次以上，而且持续1个月以上。

假性失眠：假性失眠是指自觉经常失眠，实际上睡眠的质量和数量都是正常的，只是睡眠的量在正常范围内出现波动而已。

（4）按失眠发生时间长短划分：按失眠发生时间长短可将失眠分为一过性失眠、短期失眠和慢性失眠。

一过性失眠：一过性失眠指偶尔失眠。

短期失眠：短期失眠指为期2~3周或数月的失眠。

慢性失眠：慢性失眠通常指病程在6个月以上的经常性失眠。

25 什么是假性失眠？哪些失眠是假性失眠？

咨询：我今年55岁，患失眠已经多年，病情时轻时重，一直坚持自我调养，昨天无意中听到有假性失眠的说法，我是第一次听说，请问<u>什么是假性失眠？哪些失眠是假性失眠？</u>

解答： 这里首先告诉您，确实有假性失眠的说法。按失眠性质的不同，通常将失眠分为真性失眠和假性失眠。真性失眠是指长时间对睡眠质量不满意，包括难以入睡、睡眠不深、睡后易醒、多梦、早醒、醒后不易入睡等，这种情况每周至少发生3次以上，而且持续1个月以上。所谓假性失眠，则是指自觉经常失眠，实际上睡眠的质量和数量都是正常的，只是睡眠的量在正常范围内出现波动而已。那么哪些失眠是假性失眠呢？通常所见的假性失眠主要有以下3种情况。

一是把每天睡眠时间低于6小时即认为是失眠。要知道，对睡眠的量的要求是因人而异的，而且不同年龄的人也不一样，年龄越小睡眠量需要越多，随着年龄的增长睡眠量是逐渐减少的。在荷兰阿姆斯丹召开的"人的睡眠"国际会议得出的结论是"每人每天必须睡8个小时的说法是毫无根据的"。有的人把一昼夜的一半时间用于睡觉，也有的人每昼夜只睡3~4个小时就足够了，甚至有极个别人每昼夜睡眠时间不到2小时，仍然精力充沛，毫无不适。衡量正常睡眠时间要以本人平时的睡眠习惯作为衡量标准，绝不能因为少于大多数人的平均睡眠时间就认为是失眠。在现实生活中有些人对睡眠量过分计较，常因少睡1小时而心神不定，其实合理的睡眠量应以能使疲劳恢复，精神愉快，能很好地进行一天的工作和生活为标准。

二是把睡眠量正常范围内的波动当作失眠。事实上睡眠量除存在个体差异外，对每一个人来说随着年龄的增长也发生相应的变化，例如老年人与年轻时相比睡眠时间减少，睡眠深度变浅，夜间常有自醒，且早晨也早醒，这是正常的。另外睡眠的量可受到各种因素的影响而发生变化，如平时很少饮茶的人，若在晚间饮用茶或咖啡，就会入眠困难而自感失眠。一个习惯于早睡的人，也会因偶尔一次上床过晚而难以入眠，这些均是人体的正常反应，不能算作失眠。又如更换住处、蚊虫叮咬、光线太强、噪声过大等，也均可影响睡眠。若对上述干扰因素处理不当，且对失眠产生恐惧心理，久而久之就有可能发展为真正的失眠。

三是总认为自己失眠而实际睡眠时间和质量均正常者。在临床中，经常遇到自述失眠者，如有的老年人夜间睡眠时间相对短些，但有白天睡觉的习惯，实际上每日总的睡眠量并不短，这就是假性失眠。有位睡眠生理学家对一些自述失眠的年轻人做睡眠观察，经睡眠脑电图检查，与正常人没有明显的区别，夜间睡得很好，其实这些人均十分计较自己的睡眠量，担心睡眠不足会损害身体健康，结果事与愿违，产生不必要的思想负担，影响了身心健康。

由上可以看出，有相当一部分失眠是假性失眠，普及睡眠的知识十分重要。对假性失眠者来说，更是如此，他们一旦认识到自己的睡眠毫无问题，往往主观症状就会消失，"失眠"会不治而愈。

26 失眠患者一般要做哪些检查？

咨询： 我今年34岁，不知为什么近段时间总是失眠，我怀疑患了失眠症，可医生说引起失眠的原因有很多，需要进一步检查寻找原因，我要问的是**失眠患者一般要做哪些检查**？

解答：导致失眠的原因确实有很多，许多躯体疾病或精神障碍都可伴有失眠，因此对于失眠患者应做详细的体检，寻找原因，以免出现误诊误治。

（1）详细地了解病史：详细了解病史包括了解失眠的症状表现，严重程度，失眠的发生背景，失眠的间接、直接诱因，失眠的伴随症状，既往有无躯体疾患，有无用药史，有无生活、饮食习惯的改变，以及失眠时患者的主观体验和心情等情况，才能更有针对性地做其他检查。

（2）系统的体格检查：根据了解的病史特点对患者进行重点系统的体格检查，明确内脏器官有无疾病，有无脑神经系统异常，有无精神障碍性疾病等。

（3）相关的辅助检查：通过了解病史及体格检查得出一个初步印象后，根据需要再进行相关的辅助检查。对于失眠患者重点应用的是脑部疾病及功能状况的检查，其中包括脑电图、脑血管造影、经颅多普勒、脑血流图、脑CT、磁共振等，如发现有躯体疾病，还需有针对性地进行血脂、血糖、肝功能、心电图等检查，必要时还应做基础代谢率和内分泌测定。为了了解失眠患者睡眠的确切情况，帮助失眠患者区分清楚睡眠与清醒的界限，也可进行睡眠脑电图和多导睡眠图等检查。

（4）必要的心理测验：由于失眠与不良个性，思虑过多、精神创伤等心理因素，以及环境因素密切相关，为判明心理生理因素的作用，还须进行心理测验、人格测定、智能检测等，如进行症状自评量表以及焦虑、抑郁量表测评，以协助诊断。

27 如何正确诊断失眠?

咨询： 我今年 28 岁，近两个月晚上睡觉总是辗转反侧，难以入睡，我以为是患了失眠症，听说诊断失眠是有一定标准的，我想了解一下如何正确诊断失眠?

解答： 失眠是一种最常见的睡眠障碍，主要是指有效睡眠量的减少。一般认为每周 4 个晚上连续 3 周或以上，入睡、浅睡期超过 30 分钟，或每晚总的觉醒时间超过 30 分钟，使睡眠效率小于 85% 即为失眠。

诊断失眠时最主要的就是要看第二天的症状，如果主诉晚上睡眠很少，但第二天精神状态很好的活，那么这不属于失眠，只能称为短睡眠。所以，目前普遍认为要给失眠下一个确切的诊断，应考虑 3 个因素，即失眠的主观感受，失眠次日继发的日间不良后果（如疲倦乏力、注意力下降、打盹等），客观检测（如常用的是多导睡眠图等），并由这 3 方面结合起来综合判断。简言之，失眠的诊断应分为主观与客观两种临床诊断方法。目前大多数睡眠障碍的诊断属于症状诊断，因此失眠的诊断主要应根据患者的主观症状——通过问诊获得，并结合客观检查而明确之。

（1）诊断失眠的主观临床标准：①主诉睡眠量少和睡眠质量欠佳。②白天感到疲乏无力、精神不振、头昏、头胀等，是由睡眠干扰所致。③仅有睡眠量减少而无白天不适（即短睡眠者）不能视为失眠。

（2）诊断失眠的客观标准：①入睡困难，睡眠潜伏期延长（超过 30 分钟）。②实际睡眠时间减少（每夜不足 6.5 小时）。③觉醒时间增多（每夜在 30 分钟以上）。

28 怎样自我评价睡眠的质量？

咨询： 我今年 29 岁，近半年来夜晚时常休息不好，白天昏昏沉沉的，我怀疑患了失眠症，听说有自我评价睡眠质量的方法，请您告诉我**怎样自我评价睡眠的质量？**

解答： 确实有自我评价睡眠质量的方法。自我测试睡眠是否充足，可以从以下 3 个方面考虑：①你是否依靠闹钟的铃声才能醒过来？②你是否在看电视或静坐时经常打瞌睡？③你是否一躺上床便呼呼大睡？如果你对上述问题中的一个或两个回答"是"，那说明你睡眠不足要调整，即应增加你的睡眠时间，使你精力充沛起来。

要自我评价睡眠质量，得知是属于失眠或可疑失眠，或无睡眠障碍，可以通过阿森（Athens）失眠量表（表 1）自测。如果想知道是否属于睡眠障碍（失眠），可以通过睡眠障碍自测量表（表 2）自测，来确定是属于失眠的轻、中、重度或有无睡眠障碍。

表1　阿森失眠量表

1. 入睡时间（关灯后到睡着的时间）

0：没问题；1：轻微延迟；2：显著延迟；3：严重影响或没有睡觉。

得　分

2. 夜间苏醒

0：没问题；1：轻微影响；2：显著影响；3：严重影响或没有睡觉。

得　分

3. 比期望的时间早醒

0：没问题；1：轻微影响；2：显著影响；3：严重提早或没有睡觉。

得　分

4. 总睡觉时间

0：足够；1：轻微不足；2：显著不足；3：严重不足或没有睡觉。

得　分

5. 总睡眠质量（无论睡多长）

0：满意；1：轻微不满；2：显著不满；3：严重不满或没有睡觉。

得　分

6. 白天情绪

0：正常；1：轻微低落；2：显著低落；3：严重低落。　得　分

7. 白天身体功能（体力、精神、记忆力、认知力等）

0：足够；1：轻微影响；2：显著影响；3：严重影响。　得　分

8. 白天思睡

0：无思睡；1：轻微思睡；2：显著思睡；3：严重思睡。　得　分

测试结果：　总得分为　分

对于上述列出的问题，如果在过去1个月内每星期在您

身上至少发生 3 次，就请您圈点相应的自我评价结果，将每一个问题所得自我测评的分数填入右侧空格内，以上 8 种分数相加，总分在 0~24 分之间。如果总分 < 4，即说明无睡眠障碍；如果总分在 4~6 之间，即为可疑失眠；如果总分 > 6，即为失眠。

表 2　睡眠障碍自测量表

1. 总睡眠时间
0：7~9 小时；1：5~7 小时；3：3~5 小时；5：< 3 小时。　　　得　分
2. 入睡时间
0：很快入睡；1：需 30 分钟以上；3：需 60 分钟以上；5：需 120 分钟以上。　　　得　分
3. 熟睡感
0：有；1：很少有；3：缺乏；5：无。　　　得　分
4. 中途易醒
0：无；1：偶尔有，但很快入睡；3：经常有，但能入睡；5：经常有，但又难入睡。　　　得　分
5. 梦
0：无；1：很少有；3：经常有；5：整夜有。　　　得　分
6. 晨起后自觉症状
0：畅快，情绪良好；1：情绪不特别好；3：有明显睡意；5：头痛、倦怠感，心境恶劣。　　　得　分
7. 早醒
0：无；1：提早 1 小时以内；3：提早 1~2 小时；5：提早 2 小时以上。　　　得　分

8.饮酒或服用安眠药		
0：无；1：很少；3：经常；5：依赖性。		得　分
测试结果：		总得分为　分

表 2 的评分与积分方法同表 1，以上 8 种分数相加，总分在 0~64 之间。如果总分 < 8 分，为正常，无睡眠障碍；如果总分在 8~15 分之间，为轻度失眠；如果总分在 16~23 分之间，为中度失眠；如果总分 > 24 分，为重度失眠。

29 失眠一定要用安眠药吗？什么情况下不需要用安眠药？

咨询：我今年 28 岁，近段时间晚上睡觉总是失眠，有人说需要服用安眠药，有人说不需要服，我有点不放心，我要问的是失眠一定要用安眠药吗？什么情况下不需要用安眠药？

解答：您这个问题带有普遍性，有很多失眠患者问过，这里首先告诉您，失眠患者需要不需要服用安眠药不能一概而论，要视具体情况而定。认为一旦失眠服用安眠药就可以了，以及担心安眠药有不良反应，不论失眠情况如何都不服用安眠药的做法，都是错误的。

对于失眠患者而言，首先要分清是原发性的还是继发性的，再决定其治疗方法。失眠患者不一定要用安眠药治疗，对于继发性失眠，应先治疗引起失眠的疾病或以去除诱因为主，如饮咖啡、吸烟以及情绪变化等引起的失眠，则应先针对原因加以处理或治疗。一般来说，将引起失眠的原因解决后，失眠就会不治而愈。对原发性失眠的治疗，也不一定要用安眠药，首先要鼓励患者调整睡眠习惯，恢复其正常的生物钟节律，再向患者做一些必要的解释，因为睡眠时间因人而异，并不是每个人都需要睡足 8 小时，也不是衡量睡眠充足与否的重要指标，睡眠时间稍微短一些对人体并无多大影响。患者了解这些后，根本不需要任何药物治疗便可自愈。较轻的失眠经过病因、心理、躯体松弛治疗即可治愈。安眠药只是在必要时才使用，且是暂时性的，不可长期服用，否则容易产生耐受性和依赖性。

30 临床常用的西药安眠药有哪几类？其作用如何？

咨询： 我患失眠已有一段时间了，每晚睡觉总是辗转反侧，难以入睡，医生让我服用西药安眠药，听说西药安眠药种类繁多，请问临床常用的西药安眠药有哪几类？其作用如何？

解答： 安眠药又称为镇静催眠药，临床常用的西药安眠药有很多种，归纳起来主要有三大类，即苯二氮䓬类、巴比妥类和其他类。

苯二氮䓬类为应用最广泛的安眠药，既有催眠作用又有镇静作用，且毒性小，安全范围大，成瘾性低，其中主要有氯氮䓬（利眠宁）、地西泮（安定）、氟西泮（氟安定）、硝西泮（硝基安定）、艾司唑仑（舒乐安定）等；巴比妥类为传统推荐的催眠药，主要药物有苯巴比妥（鲁米那）、异戊巴比妥、戊巴比妥等；其他安眠药主要有水合氯醛、格鲁米特、甲喹酮等。

安眠药对中枢神经系统产生抑制作用，产生镇静和催眠作用。镇静与催眠作用之间并无严格的区别，同一种药物因剂量不同，可出现不同的作用。小剂量安眠药产生镇静作用，用以减轻或解除患者的焦虑和不安，大剂量安眠药则产生催眠作用，用以诱导入睡，减少觉醒或延长睡眠的时间，临床上主要用于治疗焦虑不安和失眠。在安眠药中，作用时间较长的为巴比妥类，但用后常有延续效应，次晨可出现头昏、困倦、精神不振、思睡等。因此，服用安眠药的患者不可驾驶车辆和操纵机器，以免发生事故。

31 应当怎样看待安眠药的作用？

咨询：我近段时间晚上睡觉总是失眠，本以为服用几天安眠药就行了，可我朋友说应当正确看待安眠药的作用，有些情况并不需要用安眠药，我想知道应当怎样看待安眠药的作用？

解答：许多人像您一样，认为一旦失眠，吃安眠药就可以了，并且也是这么做的，甚至自备药物自行服用，其实这种做法是非常错误和危险的。科学实验证明，一个健康的人，在睡眠的时候，脑内能分泌出一种叫内啡肽的物质，这种物质能抑制大脑神经系统，使人安然入睡。如果不是这样，则兴奋超过抑制，人就难以入睡，久而久之就要借助安眠药了，安眠药就是通过抑制中枢神经组织的兴奋点起到安眠的作用。

安眠药起效快，作用明显，但毒性都比较大，其药物分子进入血液，经过肝脏，由肝脏解毒。在这个过程中，肝脏产生一种分解安眠药的酶。吃安眠药越多，酶分解得越快，所以服药量也越来越大，正常的药量不起作用了，形成了耐药性。长期服用安眠药，还会形成依赖性和成瘾性，给身体带来很大的危害。

失眠是大脑细胞兴奋和抑制失去平衡的表现，引起失眠的原因有很多，而失眠的治疗主要在于寻找病因，针对病因治疗，并不是简单地用安眠药缓解症状就可以了。大脑细胞兴奋和抑制失去平衡并不是必须依赖药物才能纠正，有时一些生活防护和家庭保健就能达到效果。对于偶尔或短期的失眠，先自己分析原因，改掉不良的生活习惯，睡前避免用脑，洗温水澡，听听轻音乐，自己做一些简单的气功疗法和放松疗法，可能无需用药就可以正常睡眠了。总之，要利用一切可能来诱导生理性睡眠，让人体自己分泌睡眠物质——内啡肽，而不是被动求助于安眠药来取得睡眠。如果通过改变不良的生活方式、运用非药物方法调理仍然休息不好的话，再求助于医生，在医生的指导下合理应用安眠药。

32 正确合理使用安眠药应遵循哪六大原则？

咨询： 我今年 57 岁，患失眠已很长一段时间了，昨天到医院就诊，医生让我服安眠药，听说正确合理使用安眠药应遵循六大原则，请问<u>正确合理使用安眠药应遵循哪六大原则？</u>

解答： 您说的不错，正确合理使用安眠药确实应遵循六大原则，六大原则分别是因病施治、短期使用、交替用药、审症用药、递减停药、综合施治，下面给您逐一介绍。

（1）因病施治：引起失眠的因素有很多，因此应查找病因，有的放矢地进行治疗。单纯失眠通常病情是不严重的，如果采用了安眠药或正规的行为治疗失眠无好转，就应该对此失眠症进行重新的评价。

（2）短期使用：短期用药一般不会产生依赖，长期服药难免产生耐受性和依赖性。故安眠药原则上只宜短时间服用，一旦采用安眠药物，药量必须足以保证有效睡眠时间，若失眠症状改善即可停用原来的药。一般安眠药物产生依赖常发生于连续用药 1 个月以上的情况下，对于必须服用安眠药的慢性失眠者，则可采用间隔用药，合理的用法是每周服用 2~3 晚，既可保证药效不致因耐药性而降低，也可避免不良影响，每周能获得 2~3 晚的充分睡眠。

（3）交替用药：长时间使用一种安眠药，往往会降低药物功效，有时可能产生药物依赖，根据药物的不同特点，科学合理地交替使用不同品种的药物，可以避免安眠药耐受性及药物依赖性的发生。

（4）审症用药：要根据不同性质的睡眠障碍选用不同的药物治疗，如对入睡困难者选用起效快、半衰期短的药物；睡眠时间短而早醒的则选用起效慢而作用时间长的药物，这样可避免不必要地增大药物剂量，为了避免单个药物用量过大，可采用联合用药方法，即将两种不同化学结构的安眠药物合并使用，以提高效果，并可防止药物耐受性及成瘾情况。

（5）递减停药：睡眠改善后，不可骤然停药，在睡眠改善后一般再用原药维持1~2周，然后逐步递减，此过程可在2~4周内完成。在减药的过程中，出现睡眠波动是正常的心理、生理反应，随着时间的推移，正常睡眠生理过程恢复，失眠情况自然会消失。

（6）综合施治：在治疗失眠上应采取综合措施进行施治，各种疗法组合，标本兼治，同时进行必要的运动锻炼来增强身体素质，运用心理疗法提高心理素质等。

33 谷维素是一种什么药？

咨询：我今年27岁，近段时间晚上睡觉总是辗转反侧，难以入睡，到医院咨询，医生说可能是思虑过度造成的，让我服用谷维素试一试，麻烦您告诉我谷维素是一种什么药？

解答：您近段时间晚上睡觉总是辗转反侧，难以入睡，医生说可能是思虑过度造成的，让您服用谷维素试一试，是有其道理的。谷维素是以环木菠萝醇类为主体的阿魏酸酯的混合物，为临床最常用的非处方抗焦虑药，当人们由于情绪、环境诸因素而失眠时，医生往往会首先向您推荐谷维素进行调治。下面给您简单介绍一下谷维素的作用用途、用法用量以及不良反应等。

谷维素的主要作用是调整自主神经功能，减少内分泌平衡障碍，改善精神神经失调症状，具有稳定情绪、减轻焦虑及紧张状态的功能，并能改善睡眠，可用于周期性精神病、女性更年期综合征、经前紧张征、脑震荡后遗症、血管性头痛、自主神经功能失调及各种神经官能症。谷维素是片剂，其用法通常是每次 10~30 毫克，每日 3 次口服。偶有轻度胃部不适、口干、恶心、呕吐、头昏、乏力感、皮疹、皮肤瘙痒、乳房肿胀、油脂分泌过多、体重增加以及脱发等不良反应，但停药后均可消除。应当注意的是，当药品性状发生改变时禁止使用，胃及十二指肠溃疡患者慎用。谷维素作为非处方药，连续服用不得超过 1 周，如使用 1 周症状未缓解，请向医师或药师咨询。

34 阿普唑仑是一种什么药？

咨询：我今年 50 岁，患失眠已 1 年多，曾服过中药，也先后用过针灸疗法、心理疗法等，就是不见好转，昨天到医院就诊，医生让服用阿普唑仑，请问阿普唑仑是一种什么药？

解答： 阿普唑仑又称佳静安定、佳乐定，为苯二氮䓬类镇静催眠和抗焦虑药。阿普唑仑作用于中枢神经系统的苯二氮䓬受体，加强中枢抑制性神经递质 γ- 氨基丁酸（GABA）与 $GABA_A$ 受体的结合，促进氯通道开放，使细胞超极化，增强 GABA 能神经元所介导的突触抑制，使神经元兴奋性降低，具有较强的镇静催眠作用，同时兼有三环类抗抑郁药的作用，并且还具有中枢性肌肉松弛作用。阿普唑仑主要用于焦虑、紧张、激动，也可用于催眠或焦虑的辅助用药，还可作为抗惊厥药，并能缓解急性酒精戒断症状。对有精神抑郁的患者应慎用。抗焦虑通常开始每次 0.4 毫克，每日 3 次口服，用量按需递增，最大限量每日可达 4 毫克；镇静催眠通常每次 0.4~0.8 毫克，睡前服用。

阿普唑仑常见的不良反应有嗜睡、头昏、乏力等，大剂量偶见共济失调、震颤、尿潴留、黄疸，罕见的有皮疹、光敏、白细胞减少。个别患者发生兴奋、多语、睡眠障碍，甚至幻觉，停药后上述症状很快消失。阿普唑仑有成瘾性，长期应用后停药可能发生撤药症状，表现为激动或忧郁。少数患者有口干、精神不集中、多汗、心悸、便秘或腹泻、视物模糊、低血压。应当注意的是，中枢神经系统处于抑制状态的急性酒精中毒、肝肾功能损害、重症肌无力、急性或易于发生的闭角型青光眼发作、严重慢性阻塞性肺部病变以及驾驶员、高空作业者、危险精细作业者应慎用。同时还应切记，对苯二氮䓬类药物过敏者可能对本药过敏应禁用，孕妇应尽量避免使用，哺乳期妇女也应慎用。

35 服用安眠药应注意哪些问题？

咨询：我今年39岁，患失眠已半年，服过中药汤剂，用过针灸疗法、按摩疗法及运动锻炼等，效果都不太好，医生建议我服用安眠药，麻烦您告诉我服用安眠药应注意哪些问题？

解答：对失眠患者来说，治疗首选非药物疗法，像您的情况，服过中药汤剂，用过针灸疗法、按摩疗法及运动锻炼等，效果都不太好，可以服用安眠药治疗一段时间。

安眠药是一类对中枢神经系统产生抑制，起镇静和催眠作用的药物，其镇静与催眠的作用并无严格的差别，同一种药物，因剂量不同可出现不同程度的作用，而人的个体不同用相同的量也可能产生不同的效果，因而在使用安眠药时有很多需要注意的地方，下面给您作简要介绍。

（1）几乎所有的安眠药长期连续使用都可产生耐受性和依赖性，在突然停药时可能会导致更严重的失眠，因此应严格控制其使用，不要见到失眠就先用安眠药，应尽量少用或短期应用。

（2）作用时间较长的镇静催眠药用后常有延续效应，如次晨出现头晕、困倦、精神不振、思睡等，实验表明患者晚间服用1次此类药物之后，于第二天下午测量患者的反应速度仍明显缓慢，服药的人意识不到这种损害的存在，但对于从事机械工作的人会形成潜在的操作失误的危险，因此服安眠药的患者不可驾驶车辆和操作机器，以免发生事故。

（3）其他如抗组胺药、镇痛药及酒精等，与本类药物合用时，能增强对中枢的抑制作用，特别是与酒精同用时，对中枢神经系统有协同抑制作用，可出现严重的后果，因此服用安眠药的患者切记不可饮酒。

（4）青少年使用安眠药是很不适当的，除非特别需要，一般不用，老年人也应谨慎使用，肝肾功能减退者也应慎用。肝功能严重障碍者禁用巴比妥类药。

（5）哺乳期妇女及孕妇应忌用，尤其是妊娠开始3个月及分娩前3个月。

（6）安眠药属于管理药品，必须由医生开具处方，在医生的指导下服用，切不可自作主张，一见失眠就购买安眠药服用，那样很容易引发不良事件。

36 长期服用安眠药的危害有哪些？

咨询：我今年60岁，患失眠已经很长一段时间，1周前开始服阿普唑仑，效果还不错，我想坚持服用，可医生说安眠药不能长期用，我要问的是长期服用安眠药的危害有哪些？

解答：这里首先告诉您，失眠者一般不要长期服用安眠药，只是在必要时服用，长期服用安眠药对人体有诸多危害。把长期服用安眠药的危害归纳起来，主要有以下几个方面。

（1）依赖性或成瘾性：一旦形成依赖，就离不开安眠药，会把它当成生活中必不可少的东西，如果不用安眠药，就难以入睡或通宵不眠。不仅因为缺药而高度紧张，而且有全身难受的感觉，出现生理、情绪、行为以及认知能力方面的综合症状。一些医学家临床观察发现，经常服用安眠药的人，他们的服药剂量渐渐增大，明显超过常人，而且到后来，他们服用安眠药已不能达到增进睡眠的目的，反而变得兴奋欣快，步态不稳，口齿不清。有的甚至出现神志恍惚等症状。事实证明，长期服用安眠药的人，很容易发生安眠药依赖性。

（2）出现记忆力减退：长期服用安眠药可使记忆力和智力减退，这种情况在老年人身上表现的更加明显。医学家还发现，60岁以上的人常服安眠药直接影响大脑平衡和保持头脑清醒的能力，致使他们有随时跌倒和骨折的危险。国外的研究还表明，长期服用安眠药与老年性痴呆的发病有一定关系。

（3）可引发呼吸抑制：某些老年人常伴有肝肾功能低下，对安眠药特别敏感，有时一般剂量也可以引起过度镇静作用而发生意外。患有呼吸功能不全的人，即使服用小量的安眠药，也有可能引起呼吸衰竭加重，甚至因严重呼吸抑制而死亡。美国加利福尼亚大学医学部的研究指出，65岁以上的老年人中，有1/4的人患有睡眠性呼吸暂停症，他们往往因睡眠差而认为是失眠症，错误地服用安眠药治疗，结果使病情急剧加重。安眠药通过它的镇静作用，延长了呼吸暂停时间，使患者在呼吸暂停发作后，不易苏醒而发生意外，或因睡眠中呼吸暂停时间过度延长而死亡。

（4）可出现睡眠异常：服用安眠药引起的睡眠，与正常睡眠不完全相同，睡眠时往往噩梦多，并有定时早醒和白天嗜睡现象，对体力和精神的恢复均不利。

（5）性格情感的改变：一些安眠药成瘾的人，性格也会逐渐发生改变，变得情感冷淡，或脾气暴躁，常为小事发脾气，自私、固执，弄得家庭关系紧张不和。

（6）胃肠功能的紊乱：长期服用安眠药，可导致胃肠功能紊乱，出现恶心、食欲减退、腹胀、便秘等。某些安眠药排泄较慢，长期服用，日积月累，可产生蓄积中毒。所以一定要在医生的指导下服用安眠药，防止药物蓄积中毒。

睡眠不好、失眠的人，不要长期服用安眠药，要纠正不合理的睡眠习惯，从精神和生活方面调养入手，加强心理治疗，讲究睡眠卫生，充分运用中药、针灸、按摩、药膳、运动锻炼等中医治疗调养手段，求得睡眠的改善和失眠康复，避免长期服用安眠药。

37 怎样预防用脑过度引起的失眠？

咨询： 我今年46岁，因为科研任务繁重，用脑过度，可以说是经常失眠，有时候需要借助镇静药才能入睡，痛苦极了，麻烦您告诉我怎样预防用脑过度引起的失眠？

解答： 用脑过度极易引发失眠，科学合理地用脑，不仅能提高学习和工作效率，更能防止出现失眠等。要预防用脑过度引起的失眠，做到合理用脑，应注意以下几点。

（1）掌握自身"生物钟"变化规律：有的人早晨特别有精神，有的人在晚上能集中精力，应选择精力充沛、精神集中的最佳时刻，全力用脑，做到暂时"与世隔绝"，尽可能使学习工作环境宁静，以免受噪声干扰，脑中产生多个兴奋灶相互竞争、排挤，影响效率。

（2）动静结合，保持大脑活动节律：静坐过久，会使大脑血液和氧气供应不足，运动可以加快血液循环，提高用脑效率，所以学习工作与运动锻炼密切配合，做到动静结合是科学用脑的基本点。另外受生理条件所限，用脑要做到有张有弛，有劳有逸，忌打疲劳仗。

（3）保持情绪稳定，戒除吸烟饮酒：情绪不稳定影响大脑的思维，其大脑的工作效率大大降低，保持情绪稳定对防止用脑过度和失眠大有好处。饮酒后酒精能抑制大脑的高级功能活动，烟叶中的一氧化碳和血液中的血红蛋白结合影响血液的携氧能力，用脑时吸烟饮酒有百害而无一利，应注意克服。

（4）饱饭后或饥饿过度时宜少用脑：饱饭后机体的精力主要在于消化食物，饥饿过度时机体能量不足，在饱饭后或饥饿过度时脑部供血常常不足，大脑的工作效率低下，所以饱饭后或饥饿过度时宜少用脑，不宜研究新的问题，以免用脑过度给身体带来不适，影响睡眠。

（5）忌用减少睡眠来增加学习时间：脑力劳动者为了解决某一个问题，高考前夕的考生们为了再提高学习成绩，常常用减少睡眠的方法来增加学习工作时间，其实这是科学用脑的大忌，往往事与愿违，还容易引发失眠。良好的睡眠是消除脑细胞疲劳，增强智力的重要手段，生理学实验证明睡眠时脑细胞能对白天学习的各种知识加以储存、整理和记忆，对智力进行修复，促使脑细胞能量的恢复，如果睡眠不足，大脑昏昏沉沉，脑细胞仍处在混乱无序的状态，智力得不到恢复，就会影响脑细胞的思维和记忆力，也不利于正常睡眠。

（6）注意合理补充营养：过度用脑不仅使脑细胞能量消耗增加，还会出现脑细胞血液及氧气供应不足的现象，致使脑细胞出现疲劳，学习和工作效率降低，过度用脑比平时消耗的营养明显增多，所以脑力劳动者尤其是过度用脑者，要注意充分合理地补充营养，以保证机体的营养平衡，防止营养不足造成的工作效率下降和引起失眠。

38 如何预防"一过性失眠"？

咨询：我今年40岁，是高中教师，每逢学生高考，我是必然会失眠一段时间，这样已经连续几年了，医生说我这叫"一过性失眠"，需要注意预防，请问如何预防"一过性失眠"？

解答："一过性失眠"又称临时性失眠，是一种持续一段时间后可自行缓解的睡眠障碍，多半是由于心理上或精神上的因素引起的，一旦消除了这些因素，通常就可恢复至平日的睡眠状态。

"一过性失眠"在日常生活中相当多见，要预防"一过性失眠"，首先要正确认识和对待所遇到的种种问题，尽量摆脱不必要的烦恼等消极情绪，保持良好的心情，做到知足者常乐。否则紧张焦虑，忧心忡忡，难免失眠或加重失眠。正像美国心理学家博内特所说："任何人如果不首先放松他的思想，他就不能安然入眠，放松是每一个人都必须学习的一种艺术"。

其次要积极找出引起"一过性失眠"的原因。一般来说自己就能找到，例如白天睡得太多了，或活动太少了，或生活的规律改变了，或思想上有了解不开的疙瘩，或思考问题太多等等。当然有时要请医生帮助分析，寻找失眠的原因。找到了原因，对症下药，失眠的问题就可迎刃而解了。比如因白天睡得太多造成晚上睡不着者，改成白天少睡或不睡，这样失眠的原因去掉了，"一过性失眠"自然就能纠正。

再者要积极改善睡眠条件，消除影响睡眠的不利因素。在预防失眠的过程中，养成良好的睡眠习惯，针对失眠采取一些积极主动的措施是十分必要的，比如创造良好的居住环境、选择适宜的就寝用具、保持规律化的生活起居、改变不良的睡眠习惯等，对纠正"一过性失眠"都大有帮助。

另外，自我按摩、饮食调养、运动锻炼等方法也是预防和纠正"一过性失眠"的好办法，可根据具体情况选择应用。

39 睡眠认识上的误区有哪些？

咨询： 我患有失眠，知道失眠是生活中最易发生的一种现象，也清楚防治失眠的重要性，听说人们对睡眠的认识有一些是不恰当的，可以说是误区，请问睡眠认识上的误区有哪些？

解答： 正像您说的那样，无论对睡眠或失眠，人们常有一些误解，这对健康睡眠很不利。要有一个良好的睡眠，必须走出睡眠认识上的误区，下面是常见的几种，生活中应注意纠正。

（1）打呼噜说明睡得香甜：有些人天天晚上打呼噜，吵得家人心烦，难以入睡。有的人认为呼噜打得响妨碍他人睡眠，而自己能睡得香甜，然而打呼噜者却说晚上也没睡好，以致白天没精神，其实打呼噜并不说明睡得香甜。偶尔打呼噜，鼾声均匀，对人体没有明显不良影响，但若打呼噜过多，就是一种病态了。如果在7小时的睡眠中因打呼噜引起的呼吸暂停超过30次，每次暂停时间超过10秒钟，就属于典型的睡眠呼吸暂停综合征，严重影响睡眠质量，并易诱发糖尿病、脑血管病、肾病、癫痫、阳痿、心律紊乱等，其中有1/3的高血压、五分之一的心脏病是由它引起的。在现实生活中，大约有50%的人睡觉打呼噜，轻者不会影响睡眠和健康，但有的人打呼噜是患了阻塞性睡眠呼吸暂停综合征，患有这种病的人由于打呼噜而影响换气，常在半夜时分被憋醒，使睡眠质量下降，所以本人感到没睡好，如此长期下去会导致机体缺氧和二氧化碳潴留，日积月累，可使大脑缺氧，引起心、脑、肺等脏器功能损害。若是每天晚上打呼噜影响睡眠，白天昏昏沉沉，并有胸闷胸痛等不适感觉时，应及时去看医生，进行检查，早确诊，早治疗。

（2）睡觉时意识完全丧失：有些人认为在睡觉时人的意识就完全丧失了，其实不然，睡觉时并不能说明人完全丧失了意识。因为在醒来以后可诉说梦境，而且有的人在做梦时还会提醒自己："这是否是在做梦？"所以，睡眠时人的意识不是完全丧失的，也并不是完全处在休息静止状态。有的人在睡觉时会起来走路，有的人出现梦游，这就清楚地说明人在睡觉中，他的意识并没有完全消失。睡觉之中也不是完全没有感觉或者所有的感觉变得迟钝了。例如一个正在熟睡的母亲，身边的婴儿只要稍微动一下或哭一声，她就可以马上醒来。所以，并不是人们所想象的那样，睡觉时人的意识和感觉就完全丧失了。

（3）老年人睡得少很正常：由于老年人睡眠功能随着年龄的增长而逐渐退化，夜间较难入睡或易早醒，所以常常会给人造成"觉少"的错觉，很多人认为老年人睡得少很正常，其实这种观点是错误的。老年人和年轻人一样需要充足的睡眠，近年来许多调查研究表明，健康长寿的老人均有一个正常而良好的睡眠，保证充足有效的睡眠是健康长寿的一个重要因素。俗话说"青年靠吃，老人靠睡""吃人参不如睡五更"，有人甚至把老年人的睡眠比作"生理充电"，看来老年人睡眠不可少是有道理的。睡眠需要量在成年人阶段变化不大，老年人夜间醒来次数较多从而睡眠时间减少，但他们的生理需要量与年轻时相比并未减少，只不过他们夜间睡得少白天就相应睡得多而已。虽然睡眠困难现象在老年人中十分常见，但年龄并非主要原因，老年人要调整好自己的心态，讲究睡眠卫生，找到睡得少的客观原因，采取积极的措施对症治疗。

（4）睡得越多越有益健康：既然说保证充足有效的睡眠是健康长寿的一个重要因素，于是有人就认为"睡得越多越有益健康"，其实这种说法也是错误的。睡眠太少不好，太多也不正常，一个正常人需要睡眠的时间一般在7~9小时之间，少于5小时可称为睡眠不足，但经常睡眠时间过长，对身体不一定有益，反而有害。睡眠的好坏也不仅仅是只表现在睡眠时间的多少，在保证基本的睡眠时间的前提下，更重要的是保证有良好的睡眠质量，这就是健康的睡眠。

（5）治疗失眠必用安眠药：失眠使人无精打采、乏力、精神沮丧及在工作时易出差错或发生事故，使人丧失工作能力，失去生活信心，个别慢性失眠的人甚至出现自杀倾向。有一部分失眠患者一遇到失眠就服镇静药，认为服药是解除失眠的最好办法，治疗失眠必用安眠药，其实这种观点是错误的。失眠用安眠药，犹如发热用退热药一样，只是一种治标不治本的方法。要根本解除失眠，首先要寻找原因，排除干扰，创造良好的睡眠环境；其次要调节情绪，培养良好的生活习惯，积极参加文娱活动和体育锻炼，结合按摩、药膳、敷贴、沐浴等手段进行调理，大多数失眠是能够得到纠正的。当然，有必要的话也可在医生的指导下服用安眠药物进行治疗，不过要注意安眠药的副作用及危害性。

40 为什么患了失眠并不可怕？如何战胜它？

咨询：我近段时间时常失眠，失眠使人夜晚休息不好，白天又昏昏沉沉的，很是痛苦，可医院的医生说失眠并不可怕，麻烦您告诉我为什么患了失眠并不可怕？如何战胜它？

解答：虽然失眠是生活中最容易发生的一种现象，失眠给患者带来肉体和精神上的痛苦，严重影响人们的生活质量和劳动能力，但失眠是可预防、治疗的，经过恰当的治疗调养，绝大多数失眠患者都能摆脱失眠，恢复正常睡眠，所以患了失眠并不可怕。

一旦您患上失眠，也不必过于紧张，要知道失眠者绝非您一个人，有很多人和您一样，在默默地忍受失眠的痛苦，您更要和他们一样，树立信心，寻求合理、有效的治疗调养方法，去战胜失眠，因为睡眠的改善主要得靠您自己。首先在战略上要藐视它，因为失眠不是一种严重的疾病，就是说失眠不是不治之症，想一想世界上有几亿人患失眠，他们不都是在正常生活、工作吗？一天或几天少睡几个小时没关系。这样一想，就可以使压抑的情绪松弛下来，不再焦虑、紧张，全身得以放松，信心一旦树立起来，即开始进入一个良性循环。同时可以配合饮食调养、中药、西药、针灸、按摩、理疗等自己信任的方法进行治疗调养，只要这样去做，一定会有比较理想的效果。

长时间失眠的人一定要到医院进行全面的体格检查，因为失眠的原因既有疾病的、药物的，也有不良的生活习惯和情感因素导致的，医生通过心理检查、体格检查和实验室检查，可以帮助失眠患者找出原因，并在治疗上给予帮助、指导。只要消除引发失眠的原因，在此基础上配合以中、西药物，以及饮食调养、运动锻炼等，失眠的情况自会逐渐改善，恢复正常睡眠。因此，失眠者绝不能有悲观情绪，一定要有信心战胜它。

第二章
中医治疗失眠

提起中医，大家会想到阴阳、五行、舌苔、脉象等，认为中医知识深奥难懂，对疾病的认识与西医不同。本章采取通俗易懂的语言，讲解了中医是怎样认识失眠的、失眠的中医分型，以及中医治疗失眠常用的方药、方法等，以便让大家了解有关中医防治失眠的知识，合理选择中医治疗失眠的药物和方法。

01 中医是怎样认识失眠的?

咨询： 我近两年来时常失眠，吃了好多种西药效果都不太好，想改用中药汤剂调治一段时间，我知道中医和西医对疾病有不同的认识，请问中医是怎样认识失眠的?

解答： 首先说明一下，中医和西医有着不同的理论体系，中医和西医对疾病确实有不同的认识，中医理论深奥难懂，希望下面的介绍能对您了解中医对失眠的认识有所帮助。

失眠属中医学"不寐""不得卧""目不瞑"等范畴，中医认为失眠的发生是机体脏腑功能紊乱，气血阴阳失调的表现，多由于暴怒、思虑、忧郁、劳倦、饱食、体质、环境以及久病等因素影响了心神，使心神失养或者心神被扰而引起。中医治疗失眠是以整体观念和辨证论治为指导，通过调整脏腑功能，恢复机体阴阳平衡，而达到改善睡眠的目的。

（1）病因病机：引发失眠的病因是多种多样的，其发病机制也较为复杂，但归根到底都是使脏腑功能失调，心神失养或者心神被扰而发病。

①情志所伤：情志所伤在失眠的发病中占有重要地位，喜、怒、忧、思、悲、恐、惊七情均可导致失眠，其中喜、悲、怒、思所致之失眠在临床中较为常见。凡事都有度，过度就会适得其反，过喜耗气，心气不足也可影响心神而带来精神问题出现失眠；过度悲伤，肺气不足，不能将气血输送到心，心神失养，

也可引起失眠。"百病皆生于气"，暴怒伤肝，气郁化火，扰动心神，使魂不能藏，从而发生失眠。长期事不遂心，思虑过度，伤及脾之运化功能，以致气血化源不足，气血亏虚，不能濡养心神，心神失养，神不守舍，出现失眠。

②劳逸失常：劳则气耗，劳力过度气衰神疲消瘦，阴血暗耗，心神失养，神不守舍则失眠；劳神过度伤及心脾，脾不健运，心之气阴耗伤，久之心脾两虚，气血亏虚，心失所养，则心神不安，夜不能寐。房劳过度伤及肾精，阳不交阴，心肾不交，水火失济，热扰心神，心神不宁，则出现失眠。

③体质因素：中医特别重视体质因素对疾病的影响。心气素虚者，遇事易惊、善恐，心神不安，终日惕惕，酿成失眠。正如《类证治裁·不寐》中所说："惊恐伤神，心虚不安。"若胆气素虚，决断失司，不能果断处事，忧虑重重，心神不宁，亦可导致失眠。张志聪之《素问集注·六节藏象论》中注释："若胆气虚者，十一脏皆易受其影响，尤以心为甚，心神不安，则生不寐。"所以，心虚胆怯引起的失眠症状，主要是虚烦不眠。素体肾阴不足，阴虚火旺者，也会扰动心神导致失眠；素体正气亏虚，心脾不足者，也会影响心神而易出现失眠。

④胃气不和："胃不和则卧不安。"饮食不当，饥饱失常，或过食辛辣等，都会损伤胃气，肠胃受伤，宿食停滞，酿为痰热，壅遏于中，痰热上扰，或肠中有燥屎，均能导致胃气不和，升降失常，以致不得安寐。

⑤环境因素：居住环境繁乱嘈杂，噪声过大，或有强光、异味等的刺激，或室温过高、过低，均可致使心神被扰，神不守舍而失眠。

失眠的病位主在心，因心主神明，神安则寐，神不安则不寐，但与脾（胃）、肝（胆）、肾诸脏器亦密切相关。气血来源，由水谷之精微所化，上奉于心，则心得所养；收藏于肝，则肝体柔和；统摄于脾，则生化不息；调节有度，化而为精，内藏于肾，肾精上承于心，心气下交于肾，则神志安宁。阳气入阴而寐，阳气出阴则醒，失眠总的病理变化是由各种原因导致阳盛阴衰，阴阳失调，心神扰动。若暴怒、思虑、忧郁、劳倦诸因素伤及诸脏器，精血内耗，彼此相互影响，每多形成顽固性失眠，所以失眠之证虚者尤多。

（2）治疗原则：失眠的治疗应以补虚泻实、调整阴阳为基本原则，在此基础上，依辨证结果之不同选用与之相适应的治疗方法。在具体用药时应注意适当施以安神镇静，并重视精神治疗的作用。

①注意调整脏腑气血阴阳：脏腑功能紊乱，气血阴阳失调是引发失眠的总的病理机制，所以调整脏腑气血阴阳是治疗失眠的总原则。对于失眠的治疗，应着重调治所病脏腑及气血阴阳，可运用补益心脾、滋阴降火、交通心肾、疏肝养血、益气镇惊、化痰清热、和胃化滞等方法，"补其不足，泻其有余，调其虚实"，使气血调和，阴阳平衡，脏腑的功能得以恢复正常。

②强调在辨证论治的基础上施以安神镇静：失眠的关键在于心神不安，其治疗应强调安神镇静，但必须在辨证论治、平衡脏腑阴阳气血的基础上进行，离开这一原则，即影响疗效。安神的方法有养血安神、清心安神、育阴安神、益气安神、镇肝安神、息风安神及安神定志等等，可随证加减以提高疗效。

③注重精神治疗的作用：情志失调在失眠的发病中占有重要地位，消除顾虑及紧张情绪，保持心情舒畅，在失眠的治疗中占有重要作用。特别是因情志因素引发的失眠，注重精神情

志的调节显得尤为重要。

02 中医调治失眠有哪些优势？

咨询：我今年30岁，患失眠已经很长一段时间了，我相信中医，想采用中医的方法治疗，听说中医调治失眠有很多优势，想进一步了解一下，请您告诉我<u>中医调治失眠有哪些优势</u>？

解答：的确像您说的那样，中医调治失眠有很多优势。中医注重疾病的整体调治、非药物治疗和日常保健，有丰富多彩的治疗调养手段，中医在调治失眠方面较西医的单纯应用镇静催眠药治疗有明显的优势，采用中医方法治疗调养失眠以其显著的疗效和较少的不良反应深受广大患者的欢迎。

（1）强调整体观念和辨证论治：中医认为人是一个有机的整体，疾病的发生是机体正气与病邪相互作用、失去平衡的结果，失眠的出现更是如此。失眠只是一个症状或证候，引起失眠的原因是复杂多样的，既有环境因素、生理因素、疾病因素，也有精神因素、药物因素等，其中环境因素和精神因素占重要的地位，失眠不同于其他躯体疾病，如果单靠镇静催眠药治疗，效果难以令人满意，并有不少不良反应。所以，中医治疗失眠决不能像西医那样仅给予镇静催眠药，而应在重视整体观的前提下辨证论治。辨证论治是中医的精华所在，同样是失眠，由于发病时间、地区以及患者机体的反应性不同，或处于不同的发展阶段，所表现的证不同，因而治法也不一样，所谓"证同治亦同，证异治亦异"，切之临床，失眠有心肝火旺型、脾胃不和型、心肾不交型、肝郁化火型、痰热内扰型、阴虚火旺型、心脾两虚型、心胆气虚型等不同证型存在，辨证论治使治疗用药更具针对性，有助于提高临床疗效。

（2）具有丰富多样的调治手段：中医有丰富多样的调养治疗手段，除药物治疗外，还有针灸、按摩、拔罐以及饮食调理、情志调节、运动锻炼、起居调摄等调治方法，在重视药物治疗的同时，采取综合性的措施，配合以针灸、按摩以及饮食调理、情志调节、运动锻炼、起居调摄等调治方法进行调治，以发挥综合治疗的优势，是保持正常睡眠，促进失眠患者逐渐康复的可靠方法，也是现今中医常用的调治失眠的方法。

（3）具有独具特色的食疗药膳：根据"药食同源"之理论选用饮食药膳调治疾病是中医的一大特色，也是中医调治失眠的优势所在。很多食物，诸如小米、猪心、牛奶、鸡蛋、猪脑等，不仅营养丰富，而且具有一定的安神助眠作用，根据具体情况选用这些食物就能纠正失眠。有一些食物如核桃仁、百合、茯苓、山药、山楂、芝麻等，为药食两用之品，根据辨证结果的不同选择食用则可发挥药物之功效，其调治失眠的功效显著。选用适宜的食物配合以药物或药食两用之品制成的药膳，特别是各种药粥，如百合粥、郁李仁粥、桂圆莲子粥等，具有良好的调整脏腑功能和改善睡眠的作用，依据其功效选择应用以调治失眠，其效果更好。

03 中医调治失眠常用的方法有哪些？

咨询： 我是小学教师，近段时间晚上睡觉总是辗转反侧，难以入睡，医生让我服用镇静药，我担心西药有副作用，想采用中医的方法调治，请问中医调治失眠常用的方法有哪些？

解答： 这里首先告诉您，您是小学教师，长期精神紧张，用脑过度，比较容易患失眠症。人们常说"能吃能睡无大碍，不吃不睡病自来""日思三餐，夜思一宿"。睡眠是生命活动中不可缺少的重要生理功能，是人类健康长寿的需要，睡眠是最好的休息。睡眠和食物一样，对于每个人都是必不可少的，是保证机体正常活动、维持身心健康的前提和基础。失眠是现代人生活中最易发生的一种症状，在人的一生中，绝大多数都有过罹患失眠的病史或正被失眠所困扰。随着社会化、城市化的高度发展，社会竞争的激烈，学习生活节奏的加快，使人们的心理压力增大，导致失眠患者越来越多。

医生让您服用镇静药，您担心西药有副作用，想采用中医的方法调治，心情可以理解，长期服用西药镇静药确实有很多不良反应，相比之下，中医在调治失眠方面较西医的单纯应用镇静催眠药治疗有明显的优势。中医注重疾病的整体调治、非药物治疗和日常保健，有丰富多样的治疗调养手段，在长期的医疗实践中，人们总结有众多的治疗调养失眠的方法。就临床来看，中医调治失眠首选饮食调理、情志调节和起居调摄，绝大多数失眠患者通过纠正不合理的生活习惯，解除思想上的顾虑和不稳定的情绪，再配合以饮食调理，就能使睡眠变得香甜。若饮食调理、情志调节和起居调摄效果欠佳者，既可在整体观念和辨证论治精神的指导下，根据病情的需要灵活采用内服中药、外用中药或两者兼用的方法进行治疗，也可采用针灸、按摩、运动、拔罐、刮痧、热敷、沐浴等方法调治，还可运用药膳、药酒、药茶等进行调养。医生与患者共同参与，互相配合，纠正不合理的生活习惯，通过饮食调理、情志调节、起居调摄进行调理，在重视药物治疗的同时，采用综合性的措施，配合以运动、按摩、拔罐等方法进行调治，是改善睡眠，促进失眠者顺利康复的好方法。

内服中药就是利用中药汤剂或中成药口服进行治疗，内服中药治疗失眠一般根据中医辨证结果的不同采用各不一样的治法和方剂，通常以镇静安神、清热宁心、养心安神等为基本治则，常用的方剂如天王补心丹、酸枣仁汤、甘麦大枣汤等等，常用的中成药有交泰丸、朱砂安神丸、安神补脑液、甜梦口服液等等。外用中药主要是利用药物敷贴的方法进行调治。当然，针灸、按摩、运动、拔罐、刮痧等非药物疗法在失眠治疗中的作用是内服外用药物不可替代的。

04 治疗失眠著名的方剂有哪些？

咨询：我是失眠患者，因用西药安眠药疗效不太理想，于半月前改用中药汤剂，方名是酸枣仁汤，听说治疗失眠的方剂有很多，其中不乏著名者，请问<u>治疗失眠著名的方剂有哪些</u>？

解答：治疗失眠的方剂确实有很多，这当中最著名的当数养心汤、归脾汤、交泰丸、酸枣仁汤、丹栀逍遥散、天王补心丹、柏子养心丸、黄连阿胶汤等。

（1）养心汤（《丹溪心法》）

组成：黄芪、茯苓、茯神、当归、川芎、半夏曲各15克，人参、柏子仁、远志、肉桂、五味子各6克，酸枣仁9克，炙甘草12克，生姜3片，大枣1枚。

用法：每日1剂，水煎服。

功效：补气养心，宁心安神。

主治：心虚血少，心失所养，心悸怔忡，失眠多梦，气短自汗，精神倦怠，舌质淡，脉弱。

方解：方中人参、黄芪、茯苓、炙甘草、当归、川芎、大枣益气养血；五味子、酸枣仁、柏子仁、远志、茯神滋养安神；肉桂温通心阳，鼓舞气血生长；半夏曲和胃消滞，以防诸药之滞胃。上药合而用之，共奏补气养心、宁心安神之功。

（2）归脾汤（《济生方》）

组成：白术、茯苓、黄芪、龙眼肉、酸枣仁各30克，人参、木香各15克，炙甘草8克，当归、远志各3克。

用法：加生姜6克，大枣3~5枚，每日1剂，水煎服。亦可作蜜丸，每丸约重15克，每次1丸，每日3次，空腹时温开水送服。

功效：益气补血，健脾养心。

主治：心脾两虚，思虑过度，劳伤心脾，气血不足，心悸怔忡，健忘失眠，盗汗虚热，食少体倦，面色萎黄，舌质淡，苔薄白，脉细缓。也用于脾不流血之便血，妇女崩漏，月经超前，量多色淡，或淋漓不止等。

方解：方中人参、黄芪、白术、炙甘草、生姜、大枣甘温补脾益气；当归甘辛温养肝血而生心血；茯苓、酸枣仁、龙眼肉甘平养心安神、远志交通心肾而定志宁心；木香理气醒脾，以防益气补血药滋腻滞气，有碍脾胃运化功能。全方养心与益脾并进，益气与养血相融，能益脾气，扶脾阳，养肝血，故便血、崩漏、失眠、心悸诸症状可愈。

（3）交泰丸（《韩氏医通》）

组成：黄连30克，肉桂5克。

用法：上药研为细末，炼蜜为丸，每次2克，下午、晚上各服1次，或临睡前1小时服。

功效：交通心肾，安神。

主治：心火旺盛，心肾不交，心烦不安，下肢不温，不能入睡，舌质红无苔，脉虚数。

方解：方中黄连清泻心火以制偏亢之心阳；肉桂温补下元以扶不足之肾阳。药虽二味，相反相成，能引火归元，交通心肾。

（4）酸枣仁汤（《金匮要略》）

组成：酸枣仁18克，茯苓、知母各10克，川芎5克，甘草3克。

用法：每日1剂，水煎服。

功效：养血安神，清热除烦。

主治：虚劳虚烦不得眠，心悸盗汗，头目眩晕，咽干口燥，脉弦细。

方解：方中重用、先煎酸枣仁，是以养肝血，安心神为主药；佐以川芎调养肝血；茯苓宁心安神；知母补不足之阴，清内炎之火，具有滋清兼备之功；甘草清热和药。诸药配伍，共收养血安神，清热除烦之效。

（5）丹栀逍遥散（《内科摘要》）

组成：当归、白芍、茯苓、白术、柴胡、丹皮、栀子各9克，炙甘草6克。

用法：每日1剂，水煎服。

功效：疏肝健脾，养血清热。

主治：肝脾血虚，化火生热，或烦躁易怒，或自汗盗汗，或头痛目涩，或颊赤口干，或心烦失眠，或月经不调，舌红苔薄黄，脉弦数。

方解：方中当归、白芍、柴胡、茯苓、白术、炙甘草取逍遥散之意，疏肝解郁，健脾养血；丹皮泻血中伏火，栀子泻三焦郁火，导热下行，兼利水道，二药皆入营血。诸药合用，共奏疏肝健脾，养血清热之功效。

（6）天王补心丹（《摄生秘剖》）

组成：生地120克，五味子、人参、玄参、丹参、白茯苓、远志、桔梗、朱砂各15克，当归、天冬、麦冬、柏子仁、酸枣仁各60克。

用法：上药为末，炼蜜为丸，如梧桐子大，朱砂为衣，每次9克，空腹温开水或龙眼肉煎汤送服。

功效：滋阴养血，补心安神。

主治：阴虚血少，心烦失眠，心悸神疲，健忘梦遗，口舌生疮，大便干燥，舌红少苔，脉细而数。

方解：方中重用生地，一滋肾水以补阴，水盛则能制火，一入血分以养血，血不燥则津自润，是为主药；玄参、天冬、麦冬甘寒滋润以清虚火，丹参、当归有补血养血之功，以上皆为滋阴养血而设；人参、茯苓益气宁心，柏子仁、酸枣仁、远志、朱砂为补益心脾，安神益志之专药，五味子敛气生津以防心气耗散，以上皆为补心气，宁心神而设，更用桔梗取其载药上行之意。诸药配合，一补阴血不足之本，一治虚烦少寐之标，标本并图，共成滋阴养血，补心安神之剂。

（7）柏子养心丸（《体仁汇编》）

组成：柏子仁120克，枸杞子90克，麦冬、当归、石菖蒲、茯神各30克，玄参、熟地各60克，甘草15克。

用法：上药为末，炼蜜为丸，如梧桐子大，每次9克，温开水送服。亦可作汤剂，每日1剂，水煎服，用量按原方比例酌减。

功效：养心安神，补肾滋阴。

主治：营血不足，心肾失调所致的精神恍惚，怔忡惊悸，夜寐多梦，健忘，盗汗。

方解：方中重用柏子仁养心安神，为主药；枸杞子、当归、熟地补血，玄参、麦冬养阴，石菖蒲、茯神安神宁志，共为辅佐药；甘草调和诸药为使药。上药合用，共奏滋阴补血，养心安神之功效。

（8）黄连阿胶汤（《伤寒论》）

组成：黄连12克，黄芩、白芍各6克，阿胶9克，鸡子黄2枚。

用法：每日1剂，先煎前3味药，取汁，阿胶烊化入内，待稍冷，再入鸡子黄搅匀，分2次温服。

功效：养阴清热，除烦安神。

主治：阴虚火旺，心烦失眠，舌质红，苔黄燥，脉细数。

方解：方中黄连、黄芩泻心火之有余；白芍、阿胶补阴血之不足；鸡子黄滋肾阴，养心血而安神。诸药合用，使水不亏火不炽，则心烦失眠诸症状自除。

05 中医通常将失眠分为几种证型？

咨询：我今年41岁，患失眠已经近1年，服了好多西药，疗效都不太好，听说中医辨证分型治疗效果较好，我想了解一下失眠的分型情况，请问中医通常将失眠分为几种证型？

解答：您问的这个问题有很多失眠患者都已问过，中医的特色就是整体观念和辨证论治，中医治疗失眠是根据不同患者的不同病情，也就是不同的分型来辨证治疗的，的确很有效。

根据失眠发病机制和临床表现的不同，中医通常将其分为心肝火旺型、脾胃不和型、心肾不交型、肝郁化火型、痰热内扰型、阴虚火旺型、心脾两虚型、心胆气虚型8种证型。

（1）心肝火旺型：主要表现为烦躁不宁，入眠困难，少睡即醒，甚至彻夜不眠，头晕头痛，口干口苦，舌红苔黄，脉弦数。

（2）脾胃不和型：主要表现为脘腹胀满，嗳气不舒，食欲不佳，睡眠不安，形体消瘦，便秘或便溏，舌苔白腻，脉弦滑。

（3）心肾不交型：主要表现为心悸善惊，多梦易醒，夜寐不安，腰酸腿软，五心烦热，盗汗口干，面颊潮红，舌红苔少，脉细数。

（4）肝郁化火型：主要表现为心烦不能入睡，烦躁易怒，胸闷胁痛，头痛面红，目赤口苦，便秘尿黄，舌红苔黄，脉弦数。

（5）痰热内扰型：主要表现为睡眠不安，心烦懊恼，胸闷脘痞，口苦痰多，头晕目眩，舌红苔黄腻，脉滑或滑数。

（6）阴虚火旺型：主要表现为心烦不寐，或时寐时醒，手足心热，头晕耳鸣，心悸健忘，面部潮红，口干少津，舌红苔少，脉细数。

（7）心脾两虚型：主要表现为多梦易醒，或朦胧不实，心悸健忘，头晕目眩，神疲乏力，面色少华，饮食无味，舌淡苔薄，脉细弱。

（8）心胆气虚型：主要表现为夜寐多梦易惊，虚烦不得眠，心虚胆怯，遇事善惊，舌淡苔薄，脉弦细。

06 怎样区分失眠的实证与虚证？

咨询：我是失眠患者，准备服用中药调治，听说中医通常将失眠分为实证和虚证两大类，其治疗原则是截然不同的，我想了解一下，请您给我介绍一下怎样区分失眠的实证与虚证？

解答：正像您听说的那样，中医通常将失眠分为实证和虚证两大类，其治疗原则是截然不同的。实证多因肝郁化火，食滞痰浊，胃腑不和，其治疗宜以泻其有余，消导和中，清火化痰为基本原则；虚证多属阴血不足，责在心脾肝肾，其治疗当以补其不足，益气养血，滋补肝肾为基本原则。当然，也有虚实相夹并见者，其治疗应补泻兼顾。为了确立正确的治疗原则，恰当选方用药，治疗失眠首先当区分其属实证还是属虚证，下面给您介绍一下区分失眠实证与虚证的方法，供您参考。

要区分失眠是实证还是虚证，首先要从发病原因上分，实证之失眠的发病原因多为情志所伤、肝郁化火，或饮食不节、损伤脾胃，致使宿食内停，酿成痰热，胃气不和，痰热上扰，心神不安，神不归舍，其病程相对较短；虚证之失眠多由长期劳倦，思虑太过，伤及心脾，以及心胆素虚，决断无权，遇事易惊，或为素体阴虚，阴血不能养心，心神不宁所致，其病程相对较长。从临床表现上来看，实证之失眠可见患者性情急躁易怒，不思饮食，目赤口苦，小便黄赤，痰多心烦，嗳气吞酸，胸闷，恶心厌食，舌质红，苔黄腻等；虚证之失眠可见心悸健忘，多梦易醒，精神萎靡，肢体困倦，面色少华，五心烦热，自汗盗汗，舌质淡，脉沉细等。需要说明的是，失眠实证与虚证虽说有许多不同之处，但临床上由于失眠的病程多较长，往往是虚实并见的，因此在辨证区分时要从患者的症状、病因病机等多层次分析，才能区分清楚。

07 中医讲"胃不和则卧不安"是什么意思？

咨询：我今年49岁，因近段时间时常失眠，于昨天到中医院找医生咨询，医生说"胃不和则卧不安"，问我是不是伴有胃部不舒服，请问中医讲"胃不和则卧不安"是什么意思？

解答："胃不和则卧不安"之说源于《素问·逆调论》，在《素问·厥论》中更有"腹满䐜胀，后不解，不欲食，食则呕，不得卧"的论述。以上两者的论述讲的道理是一样的，就是指饮食不当，致使脾胃功能失调，可以影响到睡眠。

中医五行生克理论认为，脾为心之子，又脾胃相表里，统主水谷运化，脾胃功能失调，宿食停滞，或胃肠积热，胃失和降，子病及母，影响心神，造成心神不宁，则出现失眠。现代医学也证实，人在吃饭后，消化功能增强，副交感神经兴奋性增高，相应交感神经活动水平降低，人就可以入睡。如过饱或者过饥时，从胃肠道发出的冲动兴奋了脑干的网状结构，进而兴奋大脑皮质，就难以入睡。

大量临床实践证实，凡以失眠为主的神经衰弱患者，在其发病过程中多兼有纳差、脘腹胀满、胸闷嗳气、呕吐吞酸、大便失调等胃气不和的症状，根据这一特点，从调理脾胃功能入手，以"调和胃气"之法治之，屡获佳效。中医常用中成药保和丸，取其消食导滞之功效治疗失眠，其根据也是上述原理。

"胃不和则卧不安"是中医论治失眠的一大特色，对于伴有胃脘部不适的失眠患者，要切记注意调理脾胃功能，以使脾胃调和，常可达到不用镇静助眠之剂而失眠自愈的效果。

08 失眠应该如何选方用药？

咨询：我是失眠患者，昨天找医院的中医咨询，说我属心脾两虚型失眠，可用归脾汤加减调治，听说失眠的证型很多，选方用药是不一样的，请您告诉我失眠应该如何选方用药？

解答：辨证论治是中医的特色和优势，有什么样的证型要用什么药，医生说您是心脾两虚型失眠，这只是失眠诸多证型中的一个证型。中医通常将失眠分为心肝火旺型、脾胃不和型、心肾不交型、肝郁化火型、痰热内扰型、阴虚火旺型、心脾两虚型、心胆气虚型 8 种基本证型进行辨证治疗，其选方用药确实是各不一样的，下面做一简要介绍，供您参考。

心肝火旺型失眠的治疗应以清肝泻火为原则，方选龙胆泻肝汤加减。基本用药有柴胡、龙胆草、车前子各12克，泽泻、生地、栀子各9克，当归6克，木通、甘草各3克，并注意随症加减。其用法为每日1剂，水煎取汁，分早晚2次服。

脾胃不和型失眠的治疗应以健脾和胃调中为原则，方选保和丸加减。基本用药有白术、茯苓、山楂各15克，陈皮、半夏、建曲、莱菔子各12克，连翘20克，木香、砂仁、甘草各6克，并注意随症加减。其用法为每日1剂，水煎取汁，分早晚2次服。

心肾不交型失眠的治疗应以交通心肾为原则，方选黄连阿胶汤合交泰丸加减。基本用药有黄连、黄芩、生地、白芍各12克，阿胶（烊化）、丹皮、柏子仁各10克，肉桂、甘草各6克，并注意随症加减。其用法为每日1剂，水煎取汁，分早晚2次服。

肝郁化火型失眠的治疗应以疏肝解郁、清热养心安神为原则，方选丹栀逍遥散加减。基本用药有白术、茯苓、丹皮、栀子、生地、麦芽各12克，白芍、当归、柴胡各10克，酸枣仁18克，甘草6克，并注意随症加减。其用法为每日1剂，水煎取汁，分早晚2次服。

痰热内扰型失眠的治疗应以清热化痰、宁心安神为原则，方选清火涤痰汤加减。基本用药有麦冬、柏子仁、丹参各15克，茯神12克，僵蚕、陈皮、建曲各10克，贝母9克，胆南星、竹沥、黄连、甘草各6克，并注意随症加减。其用法为每日1剂，水煎取汁，分早晚2次服。

阴虚火旺型失眠的治疗应以滋阴降火、清心安神为原则，方选天王补心丹加减。基本用药有酸枣仁、白芍各15克，丹参、玄参、当归、麦冬、茯苓各 12 克，生地、远志、桔梗、阿胶（烊化）、五味子各 9 克，黄连、甘草各 6 克，并注意随症加减。其用法为每日 1 剂，水煎取汁，分早晚 2 次服。

心脾两虚型失眠的治疗应以补益心脾、养血安神为原则，方选归脾汤加减。基本用药有黄芪、党参、酸枣仁各 18 克，茯神、白术、远志各 15 克，当归、龙眼肉各 12 克，陈皮、五味子各 10 克，甘草 6 克，并注意随症加减。用法为每日 1 剂，水煎取汁，分早晚 2 次服。

心胆气虚型失眠的治疗应以益气镇惊、安神定志为原则，方选安神定志丸加减。基本用药有人参、茯神、知母各 12 克，龙齿、酸枣仁、牡蛎各 18 克，川芎、远志、石菖蒲各 9 克，甘草 3 克，并注意随症加减。其用法为每日 1 剂，水煎取汁，分早晚 2 次服。

09 妇女更年期失眠应该如何选方用药？

咨询：我今年 48 岁，患失眠已数年，先后就诊于多家医院，都说是更年期失眠，用过好多西药效果并不好，听说用中药调治效果不错，请问妇女更年期失眠应该如何选方用药？

解答：妇女更年期失眠在临床中十分常见，单纯应用西药镇静安神效果确实并不太好，相比之下中医辨证治疗常可取得较为满意的疗效。根据妇女更年期失眠临床表现和发病机制的不同，中医通常将其分为阴虚阳亢型、气滞血瘀型和痰湿内阻型3种基本证型进行辨证治疗，下面简要介绍其选方用药。

（1）阴虚阳亢型：主要表现为失眠多梦，耳鸣健忘，潮热盗汗，心烦易怒，舌质红少苔，脉弦细数。其治疗应以滋阴潜阳、镇静安神为原则，方选更年安汤加减。基本用药有生地、熟地、磁石、珍珠母、夜交藤各30克，何首乌、茯苓各15克，泽泻、丹皮、玄参、麦冬、五味子、山萸肉、山药、木瓜各10克，甘草6克，并注意随症加减。其用法为每日1剂，水煎取汁，分早晚2次服。

（2）气滞血瘀型：主要表现为心悸失眠，噩梦，心中烦热，胸胁胀痛或周身刺痛，脉弦或涩，舌发绀或舌尖有瘀点、瘀斑，舌下静脉怒张。其治疗应以活血化瘀、除烦安神为原则，方选血府逐瘀汤加减。基本用药当归、红花、枳壳各10克，川芎、桔梗、赤芍、柴胡各6克，生地、牛膝各9克，桃仁12克，琥珀3克，甘草6克，并注意随症加减。其用法为每日1剂，水煎取汁，分早晚2次服。

（3）痰湿内阻型：主要表现为虚烦不眠，惊悸多梦，坐卧不安，头晕，头沉如裹，脉缓沉迟，舌质淡，体胖大，苔厚腻。其治疗应以祛湿化痰，健脾和胃，佐以安神为原则，方选温胆汤加减。基本用药有陈皮、半夏、竹茹、枳壳、厚朴、淫羊藿、远志、柏子仁各10克，茯苓、合欢皮各15克，炙甘草6克，并注意随症加减。其用法为每日1剂，水煎取汁，分早晚2次服。

10 如何选用单方验方治疗失眠？

咨询： 我是失眠患者，我知道中医治疗失眠手段多、不良反应少，听说单方验方治疗失眠有较好的疗效，我想试一试，但不知道如何选用单方验方，请问**如何选用单方验方治疗失眠？**

解答： 确实像您所说的那样，中医治疗失眠有众多的手段，并且疗效肯定，不良反应少，单方验方治疗只是诸多治疗方法中的一种。

单方是指药味不多，取材便利，对某些病证具有独特疗效的方剂。单方治病在民间源远流长，享有盛誉，"单方治大病"之说几乎有口皆碑，深入人心，在长期的实践中，人们总结有众多行之有效的治疗失眠的单方，采用单方治疗失眠，方法简单易行，经济实惠，深受广大患者的欢迎。

验方是经验效方的简称。千方易得，一效难求，古今多少名医，毕其一生精力，在探求疾病的治疗中，反复尝试，反复验证，创造了一个个效验良方，此即验方。验方是医务界的同道在继承总结前人经验的基础上，融汇新知，不断创新，总结出的行之有效的经验新方。不断发掘整理名医专家治疗失眠的经验效方，对于指导临床实践，提高治疗失眠的临床疗效，无疑有举足轻重的作用。

单方验方治疗失眠效果虽好，也只是中医调治失眠诸多方法中的一种，若能与饮食调理、运动锻炼、起居调摄等调养方法相互配合，采取综合性的治疗措施，其临床疗效可大为提高。需要说明的是，用于治疗失眠的单方验方较多，它们各有其适用范围，由于患者个体差异和病情轻重不一，加之部分方剂还含有毒性药物，因此在应用单方验方时，一定要在有经验医师的指导下进行，做到根据病情辨病辨证选方用方，依单方验方的功效和适应证仔细分析、灵活运用，并注意随病情的变化及时调整用药，切忌生搬硬套。

11 治疗失眠常用的单方有哪些？

咨询：我今年50岁，患失眠已很长一段时间，现在每天晚上需服用安定才能睡3~4个小时，听说单方治疗失眠有一定效果，请您介绍一下治疗失眠常用的单方有哪些？

解答：人们常说"单方治大病"，若应用得当，单方治疗失眠确实能收到较好的疗效。在长期的实践中，人们总结有众多行之有效的治疗失眠的单方，下面选取几则常用者，从处方、用法、主治三方面予以介绍，供您参考。

【处方一】

处方：龙骨25克，酸枣仁、远志各15克。

用法：每日1剂，水煎服。

主治：神经衰弱失眠。

〖处方二〗

处方：小麦、甘草各 20 克，五味子 10 克，大枣 3 枚。

用法：每日 1 剂，水煎服。

主治：失眠多梦，心悸健忘。

〖处方三〗

处方：酸枣仁粉 1.5 克 ~3 克，夜交藤、鸡血藤各 15 克 ~ 30 克。

用法：每日 1 剂，将夜交藤、鸡血藤水煎取汁，晚上睡前送服酸枣仁粉。

主治：心烦失眠，心悸健忘。

〖处方四〗

处方：玄参、枸杞子各 12 克，炙甘草 6 克。

用法：每日 1 剂，水煎服。

主治：心肾不交之心烦失眠。

〖处方五〗

处方：夜交藤、生地各 10 克，麦冬 6 克。

用法：每日 1 剂，水煎取汁，晚上睡前服。

主治：阴虚火旺所致之心烦失眠。

〖处方六〗

处方：小麦 60 克，炙甘草 18 克，大枣 15 枚。

用法：每日 1 剂，水煎服。

主治：神经衰弱、妇女脏躁之烦躁不宁，失眠健忘，盗汗。

处方：远志 60 克。

用法：将远志研为细末，每次 3 克，每日 2 次，早晚用温开水送服。

主治：神经衰弱，失眠多梦，健忘心悸。

〖处方八〗

处方：酸枣仁 10 克，远志 6 克，麦冬 9 克。

用法：每日 1 剂，水煎取汁，晚上睡前服。

主治：虚烦失眠。

12 治疗失眠常用的验方有哪些？

咨询： 我今年 37 岁，是失眠患者，我不想服用西药，因为西药不良反应太多，听说中医有很多治疗失眠的验方效果不错，我想试一试，请您告诉我治疗失眠常用的验方有哪些？

解答： 用于治疗失眠的验方确实很多，如果恰当应用效果也不错，需要注意的是每个验方都有其适用范围，选用验方一定要由有经验的医师作指导，切不可自作主张生搬硬套地选用，以免引发不良事件。下面介绍几则治疗失眠的验方，您可咨询一下当地的医生，看是否可以选用。

（1）化瘀定志汤

组成：桃仁、郁金、生地、红花各9克，柴胡10克，白芍12克，当归、牛膝各15克，合欢皮25克，枳壳、甘草各6克。兼痰热者加黄连6克，半夏9克；肝郁化火者加栀子、龙胆草各10克；阴虚者加龟甲10克；气虚者加太子参18克；心神不宁者加柏子仁、酸枣仁各15克，夜交藤30克；伴头痛、头晕者加枸杞子10克，蔓荆子18克；健忘者加五味子12克，酸枣仁15克；体虚乏力者加黄芪15克，补骨脂9克。

用法：每日1剂，水煎取汁，分早晚2次服。

功效：疏肝解郁，活血化瘀，养心安神。

主治：用于治疗顽固性失眠。

（2）二仁二子汤

组成：炒酸枣仁20克，柏子仁、五味子、生姜（切片）各10克，川芎、当归、枸杞子、石菖蒲各15克，夜交藤、龙骨（先煎）、生牡蛎（先煎）各30克。伴头晕头痛者加天麻、钩藤；心烦者加黄连、栀子；急躁易怒者去柏子仁、五味子，加龙胆草、石决明；五心烦热、盗汗者加熟地、龟甲；气虚乏力者加人参、黄芪；热痰者去柏子仁、五味子、枸杞子，加胆南星、竹茹；舌质瘀斑瘀点者加桃仁、红花。

用法：每日1剂，水煎取汁，分4次（早、中、晚及临睡前）服，10日为1个疗程。

功效：滋阴补血，潜阳安神。

主治：用于治疗顽固性失眠。

（3）交通心肾方

组成：枸杞子、生地各15克，川黄连9克，当归、山茱萸、栀子、茯神、远志各12克，炒酸枣仁30克，肉桂3克。

怔忡惊悸、自汗盗汗者加龙骨、牡蛎、浮小麦各30克；神疲健忘者加党参、黄芪各15克，桂圆肉9克；口干口苦、头晕目眩、烦躁不安者加菊花、女贞子、墨旱莲各15克，龙齿、白芍各12克；舌红少苔或无苔者加石斛、沙参各12克；心悸胸闷、舌苔黄腻者加瓜蒌12克，川贝母、枇杷叶各10克；心悸胸痛者加赤芍、桃仁、红花各10克。

用法：每日1剂，水煎取汁，分早晚2次服。

功效：滋阴泻火，交通心肾，安神定志。

主治：用于治疗顽固性失眠。

（4）活血安神汤

组成：当归、川芎、生地、丹皮、枳壳、郁金、桃仁、红花各10克，丹参20克，桔梗、柴胡各9克，赤芍12克，夜交藤30克。心悸怔忡者加朱茯苓12克，柏子仁10克；心烦易怒者加川黄连、合欢花各10克；头重目眩者加半夏、夏枯草各10克。

用法：每日1剂，水煎取汁，分早晚2次服。

功效：活血调气，祛瘀安神。

主治：用于治疗顽固性失眠。

（5）疏肝宁神汤

组成：柴胡12克，酸枣仁、茯苓、郁金、白芍、合欢皮各15克，夜交藤30克，甘草5克。惊悸不安者加磁石30克；肝郁化火者加栀子15克；痰热内扰、痰多胸闷者加法半夏12克；日久致瘀血内阻者加丹参等。

用法：每日1剂，水煎取汁，分早晚2次服，7日为1个疗程，连续治疗3个疗程。

功效：疏肝解郁，宁心安神。

主治：用于治疗失眠。

（6）疏肝安寐汤

组成：柴胡 10 克，郁金 20 克，枳实 15 克，夏枯草、生龙骨、生牡蛎、酸枣仁、丹参、萱草花各 30 克，甘松 12 克，附子 3 克，珍珠母、夜交藤各 40 克。头昏头痛者加葛根、菊花、石决明；纳少者加白术、茯苓、焦三仙；心悸怔忡者加远志、五味子、茯神；口干者加麦冬、花粉、石斛；多梦易惊者加百合、生地、磁石；烦躁欲哭者合甘麦大枣汤；胁肋不适者加川楝子、香附。

用法：2 日 1 剂，水煎取汁，分早晚 2 次服。

功效：疏肝养血，安神定志。

主治：用于治疗失眠。

（7）安神化瘀汤

组成：生龙骨（先煎）、生牡蛎（先煎）、炒酸枣仁、合欢皮、夜交藤、牛膝各 30 克，远志、当归、白芍、丹参各 15 克，红花、川芎各 10 克，生地 20 克，柴胡、枳壳、黄连各 6 克，琥珀（分冲）1.5 克。肝胆实火加龙胆草、栀子、黄芩；气虚加太子参；阴虚加龟甲、麦冬；心悸加麦冬、五味子；脾虚加白术、茯苓、山药。

用法：每日 1 剂，水煎取汁，分早晚 2 次服，15 日为 1 个疗程，治疗 2 个疗程。

功效：活血化瘀，清热除烦，养血宁心，镇静安神。

主治：用于治疗顽固性失眠。

（8）调肝理脾汤

组成：珍珠母、生地、何首乌、夜交藤各 30 克，醋柴胡、白芍、朱茯苓、当归、炙甘草、郁金、酸枣仁、焦白术各 12

克，黄连 6 克，朱麦冬 9 克，合欢皮 15 克，琥珀粉 3 克。

用法：每日 1 剂，水煎取汁，午后及晚上睡前服，同时配合心理疗法，28 日为 1 个疗程。

功效：调肝理脾，清热除烦，养心安神。

主治：用于治疗女性围绝经期失眠。

13 怎样根据失眠的发病原因制定治则和方药？

咨询： 我今年 42 岁，是失眠患者，想用中药治疗，听说失眠的发病原因不同，其治疗原则和选方用药是不一样的，请您给我讲一讲怎样根据失眠的发病原因制定治则和方药？

解答： 失眠的发生常有一定的内在因素，根据失眠的诱发因素确立相应的治则和方药，其方法简单易行，疗效可靠。当然，由于失眠的发病情况复杂，临证时还需仔细揣摩，做到四诊合参，详加辨证，才能避免误诊误治。下面简要介绍怎样根据失眠的发病原因制定治则和方药，供您参考。

（1）平素性格不够开朗，情绪抑郁，多疑多虑而失眠者，多为肝郁不舒，魂不守舍所致。其治疗宜以疏肝解郁为原则，方选柴胡疏肝散加减。药用柴胡、郁金、香附、延胡索、青皮、枳壳、苏梗、乌药、川楝子各 10 克，炒酸枣仁、龙骨各 18 克，甘草 6 克。用法为每日 1 剂，水煎服。

（2）若屡屡遭受惊恐刺激而失眠者，多属胆气受伤，心胆气虚，决断无权，神不守舍所致。其治疗宜以镇惊安神定志为原则，方选温胆汤加减。药用茯苓、半夏、枳实、陈皮各10克，龙齿、酸枣仁、牡蛎各15克，川芎、远志、石菖蒲各9克，甘草6克。用法为每日1剂，水煎服。

（3）若劳心太过，思虑过度，渐而出现失眠者，多属心阴亏虚，心神失养所致。其治疗宜以养心安神为原则，方选天王补心丹加减。药用丹参15克，党参、当归、麦冬各10克，生地、玄参、炒酸枣仁、柏子仁、远志、茯苓各12克，五味子、桔梗各9克，甘草6克。用法为每日1剂，水煎服。

（4）若平素饮食失节，晚睡食量不均，因饥饱太过而失眠者，多为胃气不和所致。其治疗宜以消食和胃为主，方用保和丸加减。药用神曲、山楂各12克，莱菔子、陈皮、白术、半夏、茯苓、连翘各10克，枳实6克，炒酸枣仁15克，甘草6克。用法为每日1剂，水煎服。

（5）若大病初愈以后，或长期慢性病患者出现失眠者，多因气血亏虚，心脾两虚，心神失养所致。其治疗宜以补气养血、健脾养心安神为原则，方选归脾汤加减。药用黄芪15克，党参、茯苓、白术、龙眼肉、远志、炒酸枣仁各12克，炙甘草6克，大枣5枚。用法为每日1剂，水煎服。

14 如何正确煎煮中药汤剂？

咨询： 我近来晚上睡觉总是失眠，想用中药调理一下，听说煎煮中药很有讲究，如果煎煮方法不正确，即使再好的中药也难以取得满意的疗效，我想知道**如何正确煎煮中药汤剂?**

解答： 汤药是临床最常采用的中药剂型，正像您说的那样，煎煮汤药的方法直接影响药物的疗效。为了保证临床用药能获得预期的疗效，煎煮中药汤剂必须采用正确的方法。

（1）煎药器具的选择：煎煮中药最好选择砂锅、砂罐，因其不易与药物成分发生化学反应，并且导热均匀，传热较慢，保暖性能好，可慢慢提高温度，使药内有效成分充分释放到汤液中来。其次也可选用搪瓷制品。煎煮中药忌用铁、铜、铝等金属器具。

（2）煎药用水的选择：煎药用水必须无异味、洁净、澄清，含无机盐及杂质少，以免影响口味、引起中药成分的损失或变化。

（3）煎煮时加水多少：煎药用水量应根据药物的性质、患者的年龄及用途而定。加水量应为饮片吸水量、煎煮过程中蒸发量以及煎煮后所需药液量的总和。一般用水量为将饮片适当加压后，液面淹没过饮片约2厘米为宜。质地坚硬、黏稠或需要久煎的药物，加水量可比一般药物略多；质地疏松或有效成分容易挥发、煎煮时间较短的药物，则液面淹没药物即可。

（4）煎煮前如何浸泡：中药饮片煎前浸泡，既有利于有效成分的充分溶出，又可缩短煎煮时间。多数药物宜用冷水浸泡，一般药物可浸泡 20~30 分钟，以果实、种子为主的药可浸泡 1 小时左右。夏季气温较高时，浸泡的时间不宜过长，以免腐败变质。

（5）煎煮的火候和时间：煎煮中药的火候和时间应根据药物的性质和用途而定。煎一般药宜先武火后文火，即未沸前用大火，沸后用小火保持微沸状态。解表药及其他芳香性药物，一般用武火迅速煮沸，之后改用文火维持 10~15 分钟即可。有效成分不易煎出的矿物类、骨角类、贝壳类、甲壳类药及补益药，一般宜文火久煎，通常是沸后再煎 20~30 分钟，以使有效成分充分溶出。第二煎则通常较第一煎缩短 5~10 分钟。

（6）如何榨渣取汁：汤剂煎成后应榨渣取汁，因为一般药物加水煎煮后都会吸附一定的药液，同时已经溶入药液的有效成分可能被药渣再吸附。如药渣不经压榨取汁就抛弃，会造成有效成分的损失。

（7）煎煮的次数：煎药时药物有效成分首先会溶解进入药材组织的水溶液中，然后再扩散到药材外部的水溶液中，到药材内外溶液的浓度达到平衡时，因渗透压平衡，有效成分就不再溶出了，这时只有将药液滤出，重新加水煎煮，有效成分才能继续溶出。为了充分利用药材，避免浪费，使药物有效成分充分溶出，每剂中药不可煎 1 次就弃掉，最好是煎 2 次或 3 次。

（8）入药方法：一般药物可以同时入煎，但部分药物因其性质、性能及临床用途的不同，所需煎煮的时间不同，所以煎煮中药汤剂还应讲究入药的方法，以保证药物应有的疗效。入药方法有先煎、后下、包煎、另煎、烊化及冲服等。

先煎：凡质地坚硬、在水里溶解度小的药物，如矿物类的磁石、寒水石，贝壳类的牡蛎、石决明等，应先入煎一段时间，再纳入其他药物同煎；川乌、附子等药，因其毒性经久煎可以降低，也应先煎，以确保用药安全。

后下：凡因其有效成分煎煮时容易挥发、扩散或破坏而不耐煎煮者，如发汗药薄荷、荆芥，芳香健胃药白蔻仁、茴香，以及大黄、番泻叶等宜后下，待他药煎煮将成时投入，煎沸几分钟即可。大黄、番泻叶等药有时甚至可以直接用开水冲泡服用。

包煎：凡药材质地过轻，煎煮时易飘浮在药液面上，或成糊状，不便于煎煮及服用者，如蒲黄、海金沙等，应用布包好入煎。药材较细，又含淀粉、黏液质较多的药，如车前子、葶苈子等，煎煮时容易粘锅、糊化、焦化，也应包煎。有些药材有毛，对咽喉有刺激性，如辛夷、旋覆花等，也要用纱布包裹入煎。

另煎：人参等贵重药物宜另煎，以免煎出的有效成分被其他药渣吸附，造成浪费。

烊化：有些药物，如阿胶、蜂蜜、饴糖等，容易黏附于其他药物的药渣中或锅底，既浪费药物，又容易焦煳，宜另行烊化后再与其他药汁兑服。

冲服：入水即化的药，如竹沥等汁性药物，宜用煎好的其他药液或开水冲服。价格昂贵的药物，不易溶于水及加热易挥发的药物，如牛黄、朱砂、琥珀等，也宜冲服。

通常情况下，医生在开出中药方的同时，会告诉您煎煮中药的方法，您只要照医生说的去做就可以了，在药房取中药煎剂时，中药师也会告诉您一些注意事项，这也是煎煮中药汤剂时应当特别注意的。总之，只要您记住医生的医嘱和中药师交代的注意事项，一般就能正确煎煮中药汤剂。

15 如何选择治疗失眠的中成药？

咨询： 我是失眠患者，正在服用中药汤剂，效果不错，可天天煎煮中药不太方便，准备改用中成药，听说治疗失眠的中成药有很多，选用很有讲究，请问如何选择治疗失眠的中成药？

解答： 用于治疗失眠的中成药的确有很多，它们各有不同的使用范围，临床上如何选择使用，直接关系到治疗效果，作为失眠患者，了解一些这方面的知识是很有必要的。

通常情况下，失眠患者应根据医生的医嘱选择使用中成药，在选用中成药前，首先要仔细阅读说明书，了解其功效和主治，之后根据具体的病情，有的放矢地使用。

（1）医生指导：虽然相对西药而言中成药的不良反应要少得多，但是由于中成药有其各自的功效、适应证，若药不对症，不仅无治疗作用，反而会加重病情，甚至引发不良反应，因此失眠患者在选用中成药时，一定要请教一下医生，在医生的指导下选用。

（2）阅读标签：大凡中成药，在其外包装上都有标签，有的还有说明书，不论是标签还是说明书，其上面都能提供该药的功效、适应证、用法用量、注意事项等，仔细阅读中成药上面的标签和说明书，对正确选用中成药大有好处。

（3）辨病选药：即选用针对治疗失眠这个病的药物，这些药物都是针对失眠而研制的，具有镇静安神、养心助眠之功效，一般无明显的寒热偏性，只要诊断明确即可依病选用。如对老年人失眠均可选用健脑冲剂、安神补心片、甜梦口服液、安神补脑液等治疗。

（4）辨证选药：即根据失眠发病机制和临床表现的不同，通过辨证分型，确立相应的治则，之后根据治疗原则选取中成药。如阴虚火旺型失眠可选用二至丸、天王补心丹，心脾两虚型失眠可选用归脾丸、眠安康口服液，心火亢盛之失眠可选用朱砂安神丸，心肾不交型失眠可选用交泰丸、磁朱丸等。

（5）综合选药：即综合考虑失眠患者的病情及临床表现来选择适宜的中成药。有时患者失眠较重，且临床表现复杂，可选用两种或两种以上的药物，通过多种途径给药，方能取得好的效果。比如老年人即有肝肾亏虚之情况，又出现心脾两虚之症状，治疗宜滋补肝肾与健脾养心并行，可选用六味地黄丸配合归脾丸，同时宜随病情的变化随时调整、更改用药。

16 治疗失眠常用的中成药有哪些？

咨询： 我今年28岁，是失眠患者，我不想用西药，因为西药不良反应太多，而服用中药汤剂又相对麻烦，准备用中成药调理一段时间，请您告诉我治疗失眠常用的中成药有哪些？

解答：的确像您说的那样，西药较中药有较多的不良反应，服用中药汤剂又麻烦，相比之下，中成药具有组方严谨、疗效确切、便于携带、服用方便、不良反应少等特点，所以深受广大患者的欢迎。用于治疗失眠的中成药有很多，它们有不同的适用范围，下面选取几个临床较常用者，逐一给您介绍，但您要切记，如果要用的话，一定要在医生的指导下选用，以免引发不良事件。

（1）夜宁糖浆

组成：合欢皮、甘草、首乌藤、大枣、女贞子、蔗糖、浮小麦、灵芝。

功效：养心安神。

主治：用于治疗神经衰弱，头昏失眠，血虚多梦。

用法：每次40毫升，每日2次，口服。

注意事项：痰涎壅盛者不宜用，忌辛辣刺激性食物。

（2）养血安神片

组成：仙鹤草、旱莲草、生地、熟地、首乌藤、鸡血藤、合欢皮。

功效：滋阴养血，宁心安神。

主治：用于治疗阴虚血少所致之头晕心悸，失眠多梦，神疲健忘，腰酸乏力等。凡西医所指的神经衰弱、甲状腺功能亢进、贫血等证属心肾不交、阴血亏虚者，均可选用。

用法：每次5片（每片重0.25克），每日3次，温开水送服。

注意事项：脾虚便溏者忌服。

（3）甜梦口服液

组成：党参、刺五加、枸杞子、砂仁、泽泻、法半夏、黄芪、茯苓等。

功效：补肾健脑，养心安神。

主治：用于治疗失眠健忘，头晕耳鸣，视力和听力减退，食欲不振，腰膝酸软，心悸气短等。

用法：每次1~2支（每支10毫升，相当于原药材6.53克），每日2次，口服。

注意事项：实热内盛者不宜用。

（4）柏子养心丸

组成：柏子仁、人参、黄芪、当归、酸枣仁、远志、五味子。

功效：补气，养血，安神。

主治：用于治疗心血亏虚、心气不足所致之心悸怔忡，失眠多梦，气短自汗，精神倦怠，少气懒言，头晕目眩，健忘等。

用法：每次8~10粒（每8粒相当于原药材3克），每日3次，温开水送服。

注意事项：肝阳上亢者不宜用，忌辛辣刺激性食物。

（5）酸枣仁糖浆

组成：酸枣仁、知母、茯苓、川芎、甘草。

功效：清热泄火，养血安神。

主治：用于治疗虚烦不眠，心悸不宁，头目眩晕。

用法：每次15~20毫升，每日3次，口服。

注意事项：忌辛辣油腻食物。

（6）天王补心丹

组成：丹参、党参、当归、石菖蒲、茯苓、五味子、玄参、麦冬、天冬、生地、柏子仁、酸枣仁、远志、桔梗、甘草。

功效：滋阴清热，补心安神。

主治：用于治疗心阴不足之失眠多梦，心悸健忘，五心烦热，大便干结等。

用法：每次8粒（每8粒相当于原药材3克），每日3次，温开水送服。

注意事项：脾胃虚寒、湿热内蕴者忌用，忌辛辣、鱼腥、烟酒等。

（7）安神补脑液

组成：淫羊藿、何首乌、干姜、鹿茸、大枣、甘草、维生素 B_1。

功效：生精补髓，增强脑力，温阳滋阴，调理脏腑。

主治：用于治疗阴阳两虚型神经衰弱，记忆力减退，失眠多梦，神疲健忘，头晕头痛，形寒肢冷，腰酸乏力，精神萎靡等。

用法：每次1支（每支10毫升），每日2次，口服。

注意事项：心火、血瘀、痰热等其他证型之失眠不宜使用。

（8）舒神宁胶囊

组成：百合、丹参、郁金、香附、龙骨、人参、甘草、牡蛎、北合欢、五味子、首乌藤。

功效：舒肝理气，解郁安神。

主治：用于治疗神经衰弱、神经官能症、绝经期综合征。症见失眠多梦，头晕耳鸣，手足心热，心烦易怒，心神不宁等。

用法：每次3~6粒（每粒重0.3克），每日2~3次，口服。

注意事项：孕妇忌服。

（9）补肾益脑丸

组成：人参、鹿茸、茯苓、山药、当归、川芎、玄参、远志、朱砂、熟地、盐炒补骨脂、怀牛膝、枸杞子、五味子、炒酸枣仁、麦冬。

功效：滋肾生精，益气养血，健脑安神。

主治：用于治疗气血亏虚，肾虚精亏，心悸气短，失眠健忘，遗精盗汗，腰膝酸软，耳鸣耳聋等。

用法：每次1丸（每丸重9克），每日2次，空腹淡盐汤送服。

注意事项：感冒发热者不宜用。

（10）脑心舒口服液

组成：蜜环菌提取物、鲜蜂王浆、上等椴树蜜等。

功效：滋补强身，镇静安神。

主治：用于治疗身体虚弱，心神不宁，神经衰弱，失眠多梦，头痛眩晕等。

用法：每次1支（每支10毫升），每日2次，口服。

注意事项：痰涎壅盛者忌用。

17 怎样根据辨证分型选用治疗失眠的中成药？

咨询： 我近段时间时常失眠，自己购买脑力宝服用1周，一点效果也没有，咨询医生说是药不对证，应用中成药同样也需要辨证，请问**怎样根据辨证分型选用治疗失眠的中成药？**

解答： 辨证论治是中医的特色和优势，也是中医治疗疾病的主要方法，采用中成药治疗失眠也应和应用中药汤剂一样进行辨证论治，方能取得好的临床疗效。下面将怎样根据辨证分型选用治疗失眠的中成药，给您简单介绍一下，供您参考。

需要说明的是，中医辨证是极为复杂的，只凭我下面给您简单介绍的很难做到辨证准确，用药得当，您想选用中成药的话，一定要在有经验的中医师的指导下恰当选择使用，方能取得好的效果。根据辨证分型选用治疗失眠的中成药，应依据失眠患者发病机制和临床表现的不同，通过辨证分型，确立相应的治则，之后根据治则选取中成药。

（1）心肝火旺型：主要表现为烦躁不宁，入眠困难，少睡即醒，甚至彻夜不眠，头晕头痛，口干口苦，舌红苔黄，脉弦数。治宜清肝泻火，可选用中成药龙胆泻肝丸、泻肝安神丸、磁朱丸等。

（2）脾胃不和型：主要表现为脘腹胀满，嗳气不舒，食欲不佳，睡眠不安，形体消瘦，便秘或便溏，舌苔白腻，脉弦滑。治宜健脾和胃调中，可选用中成药保和丸、越鞠保和丸、健胃消食片等。

（3）心肾不交型：主要表现为心悸善惊，多梦易醒，夜寐不安，腰酸腿软，五心烦热，盗汗口干，面颊潮红，舌红苔少，脉细数。治宜交通心肾，可选用中成药交泰丸、健脑灵片、健脑安神片等。

（4）肝郁化火型：主要表现为心烦不能入睡，烦躁易怒，胸闷胁痛，头痛面红，目赤口苦，便秘尿黄，舌红苔黄，脉弦数。治宜疏肝解郁、清热养心安神，可选用中成药丹栀逍遥丸、宁神灵冲剂、解郁安神颗粒等。

（5）痰热内扰型：主要表现为睡眠不安，心烦懊恼，胸闷脘痞，口苦痰多，头晕目眩，舌红苔黄腻，脉滑或滑数。治宜清热化痰、宁心安神，可选用中成药半夏天麻丸、清火涤痰丸、清热化痰宁心丸等。

（6）阴虚火旺型：主要表现为心烦不寐，或时寐时醒，手足心热，头晕耳鸣，心悸健忘，面部潮红，口干少津，舌红苔少，脉细数。治宜滋阴降火、清心安神，可选用中成药天王补心丹、知柏地黄丸、滋水清肝丸等。

（7）心脾两虚型：主要表现为多梦易醒，或朦胧不实，心悸健忘，头晕目眩，神疲乏力，面色少华，饮食无味，舌淡苔薄，脉细弱。治宜补益心脾、养血安神，可选用中成药归脾丸、柏子养心丸、灵芝益寿胶囊等。

（8）心胆气虚型：主要表现为夜寐多梦易惊，虚烦不得眠，心虚胆怯，遇事善惊，舌淡苔薄，脉弦细。治宜益气镇惊、安神定志，可选用中成药安神定志丸、朱砂安神丸、定心丸等。

18 脑力宝是一种什么药？

咨询：我前段时间失眠，是用脑力宝治好的，我的邻居张老师也患有失眠，我给他推荐了脑力宝，可他咨询医生医生说不适合使用，我想不明白，请问脑力宝是一种什么药？

解答：这里首先告诉您，中医的特色是辨证论治，使用中成药和中药汤剂一样也需要辨证。您的失眠是用脑力宝治好的，邻居张老师也患有失眠，咨询医生，医生说不适合使用脑力宝，这说明您和张老师虽然都是失眠，但从中医的观点来看，其证型是不一样的。

尽管引起失眠的原因是复杂多样的，但总可分为实证和虚证两大类，脑力宝为治疗内科虚证类失眠的非处方药，对于实证则并不适宜。脑力宝是由五味子、远志、地骨皮、川芎、生地、茯苓、菟丝子、维生素 E、维生素 B_1 等组成的中西药复方制剂，具有益智健脑，镇静安神，补肝肾，养阴血，清虚热之功效。适用于肝肾不足，心神失养所致的失眠健忘，烦躁多梦，潮热盗汗，神疲体倦，以及神经衰弱见上述证候者。

脑力宝为包糖衣的浓缩丸，每丸（素丸）重约 0.2 克，除去糖衣后显棕黑色，其味咸、酸，略苦涩。脑力宝的用法为每次 4 丸，每日 3 次，用温开水送服。应当注意的是本品宜饭前服用，服药期间忌辛辣、生冷、油腻之食物，感冒发热者不宜用，对本品过敏者禁用，过敏体质者慎用，孕妇、哺乳期妇女禁用。脑力宝为非处方药，不宜长期服用，服药 2 周症状无缓解者应去医院就诊。高血压、心脏病、肝病、糖尿病、肾病等慢性病患者应在医师的指导下服用。

19 解郁丸是一种什么药？

咨询： 我近段时间不仅心情不好，晚上睡觉还总是失眠，昨天到医院就诊，医生让我在保持心情舒畅的同时服一段时间解郁丸，我第一次听说这个药，请问解郁丸是一种什么药？

解答：解郁丸是在宋代《太平惠民和剂局方》中的经典名方"逍遥散"和汉代张仲景《金匮要略》中传统名方"甘麦大枣汤"的基础上研制而成的，是由河南中医药大学教授、享有中国"四大药王"之称的"中原药王"杨毓书倾注毕生心血研创而成的经典验方。20世纪90年代，解郁丸成为河南中医药大学院内成方制剂，被誉为经典的它得到广泛应用，后经国内医、药学专家结合中西药理论与实践，运用现代高新技术，精心研制成现代中成药。

解郁丸是我国独家首研的抗抑郁症纯中药制剂，该药可从整体上调节人体各系统功能，充分显示了中药复方多成分、多系统、多器官、多环节、多靶点的作用特点，对抑郁症、焦虑症以及失眠症等具有良好的疗效，且安全性高，耐受性好，患者乐于接受。解郁丸的主要成分是白芍、柴胡、当归、郁金、茯苓、百合、合欢皮、甘草、小麦、大枣，具有疏肝解郁，养心安神之功效，适用于治疗肝郁气滞、心神不安所致的胸胁胀满，郁闷不舒，心烦心悸，急躁易怒，失眠多梦等。解郁丸为棕色至棕褐色的浓缩丸，每15丸重1克，其用法为每次4克，每日3次，用温开水送服。

应当注意的是，对本品过敏者禁用，过敏体质者慎用，感冒时不宜服用，年老体弱者以及有高血压、心脏病、糖尿病、肝病、肾病等慢性病严重者应在医生的指导下服用。服药期间应少吃生冷及油腻难消化之食物，保持乐观的情绪，切忌生气恼怒。服药3天症状无缓解者应去医院就诊，如正在服用其他药品，使用本品前请咨询医师或药师。

20 怎样用朱砂安神丸治疗失眠？

咨询： 我近段时间晚上睡觉总是失眠，昨天到医院就诊，医生让我服用朱砂安神丸，听说朱砂安神丸是治疗失眠的良药，但也不宜多服、久服，请问怎样用朱砂安神丸治疗失眠？

解答： 正像您听说的那样，朱砂安神丸确实是治疗失眠的良药，但也不宜多服、久服。朱砂安神丸出自金元时期著名医家李东垣所著的《内外伤辨惑论》，是著名的养血镇静安神方剂，也是人们治疗失眠、改善睡眠质量最常用的传统中成药之一。

朱砂安神丸的药物组成为朱砂、黄连、生地、当归、炙甘草。方中以朱砂重镇安神，清心泻火，为主药；黄连清心泻火除烦，为辅药；生地滋阴清热，当归补养心血，共为佐药；使以甘草和中，调和药性，以防黄连之苦寒、朱砂之质重碍胃。诸药配合，标本兼治，清中有养，使心火得清，阴血得充，心神得养，共奏重镇安神，清心泻火，滋阴养血之功效，使神志安定，是以"安神"名之。现代药理研究表明，朱砂安神丸能抗心律失常，明显缩短清醒期，延长慢波睡眠Ⅰ期及总睡眠时间，同时加快入睡过程，对失眠者疗效明显。

朱砂安神丸具有清心养血，镇惊安神之功效，适用于治疗心火亢盛、热伤阴血所致的心烦失眠，多梦易惊，心悸怔忡，胸中烦热，精神恍惚等。朱砂安神丸为水蜜丸，每丸重6克，其用法为每次 1 丸，每日 1~2 次，温开水送服，或遵医嘱。应当注意的是，服药期间忌食辛辣、油腻食物，孕妇忌服，心气不足、脾胃虚弱者忌服。本品含有朱砂，朱砂有毒，不宜多服、久服，以防引起汞中毒。同时不宜与碘、溴化物并用，以防发生毒副作用。

21 治疗失眠常用的针刺处方有哪些？

咨询：我是顽固性失眠，正在针灸治疗，针刺的穴位是解溪、安眠、太冲和涌泉，听说针刺治疗失眠可选用不同的穴位，有很多处方，我想知道治疗失眠常用的针刺处方有哪些？

解答：中医治疗疾病强调辨证论治，不同的病情应采用各不相同的方法，针刺治疗也是一样。针刺治疗失眠确实可选用不同的穴位，有很多处方，您说的针刺解溪、安眠、太冲和涌泉穴，只是诸多治疗失眠针刺处方中的一种。下面给您简单介绍一下治疗失眠常用的针刺处方，供您参考。

《处方一》

取穴：足三里、血海、合谷、百会、肝俞、脾俞（穴位的选取参见附录人体常用穴位示意图，下同）。

操作：患者取适当的体位，局部常规消毒后，进行针刺治疗。针刺得气后，留针 20~30 分钟，留针期间足三里、合谷穴用平补平泻手法行针 2~3 次，血海、百会、肝俞、脾俞穴不行针，通常隔日治疗 1 次，15 次为 1 个疗程。

适应证：气血虚弱型失眠。

《处方二》

取穴：行间、风池、神门、太冲、足窍阴。耳鸣者加翳风、中渚。

操作：患者取适当的体位，局部常规消毒后，进行针刺治疗。针刺得气后，留针 20~30 分钟，留针期间用泻法对各穴行针 2~3 次，通常每日治疗 1 次，10 次为 1 个疗程。

适应证：肝火内扰型失眠。

《处方三》

取穴：解溪、安眠、太冲、涌泉。

操作：患者取适当的体位，局部常规消毒后，进行针刺治疗。针刺得气后，留针 20~30 分钟，留针期间用泻法对各穴行针 2~3 次，通常每日治疗 1 次，10 次为 1 个疗程。

适应证：心烦失眠，尤其适宜于精神长期高度紧张所致者。

《处方四》

取穴：三阴交、太溪、太冲、大陵、心俞、神门。

操作：患者取适当的体位，局部常规消毒后，进行针刺治疗。大陵、太冲穴用泻法；三阴交、心俞、太溪、神门穴用补法。针刺得气后，留针 20 分钟，留针期间行针 2~3 次，通常每日治疗 1 次，15 次为 1 个疗程。

适应证：阴虚火旺型失眠。

《处方五》

取穴：心俞、足窍阴、阳陵泉、神门、脾俞、隐白、足三里。

操作：患者取适当的体位，局部常规消毒后，进行针刺治疗。心俞、足窍阴、阳陵泉、神门、脾俞、隐白、足三里穴均宜用补法，针刺得气后，留针 20 分钟，留针期间行针 2~3 次，通常每日治疗 1 次，15 次为 1 个疗程。

适应证：心胆气虚型失眠。

《处方六》

取穴：华佗夹脊、肾俞。

操作：患者取适当的体位，局部常规消毒后，进行针刺治疗。针刺得气后，留针 20~30 分钟，留针期间用平补平泻手法对华佗夹脊、肾俞穴行针 2~3 次，通常隔日治疗 1 次，15 次为 1 个疗程。

适应证：各种失眠。

《处方七》

取穴：三阴交、神门、胆俞、心俞。

操作：患者取适当的体位，局部常规消毒后，进行针刺治疗。针刺得气后，留针 20~30 分钟，留针期间用补法对各穴行针 1~2 次，通常每日治疗 1 次，15 次为 1 个疗程。

适应证：心胆气虚型失眠。

《处方八》

取穴：内关、列缺、安眠、涌泉、百会、四神聪、太阳。

操作：患者取适当的体位，局部常规消毒后，进行针刺治疗。先用补法针刺百会、四神聪穴，得气后留针 15 分钟，再用泻法针刺太阳、安眠、内关、列缺、涌泉穴，得气后留针 30

分钟。留针期间用平补平泻手法对各穴行针 1~2 次，通常每日治疗 1 次，10 次为 1 个疗程。

适应证：各种失眠。

22 应用针刺疗法治疗失眠应注意什么？

咨询：我患失眠已经很长一段时间了，整夜失眠的滋味确实让人难以承受，听说针刺疗法能治疗顽固性失眠，我准备试一试，麻烦您告诉我应用针刺疗法治疗失眠应注意什么？

解答：这里首先告诉您，针刺疗法确实能治疗顽固性失眠，针刺疗法治疗失眠也有些要注意的地方。下面给您讲一讲应用针刺疗法治疗失眠的注意事项，希望对您有所帮助。

（1）注意进行严格消毒：采用针刺疗法治疗失眠时应注意对所用的针具、施针处皮肤以及施术者的双手进行常规消毒，以预防交叉感染及局部感染的发生。

（2）注意针刺的禁忌证：要注意针刺治疗的适应证，严防有禁忌证的失眠患者进行针刺治疗。患有出血性疾病、贫血、低血压者，局部皮肤有感染、溃疡、冻伤者，妇女在孕期、产后以及月经期，患有严重的心、肝、肾等疾病者，以及体质虚弱、过于饥饿、精神高度紧张者，均不宜进行刺血治疗。

（3）恰当选用针刺穴位：根据失眠者病情的不同，结合穴位的功用主治，恰当选用针刺治疗的穴位，穴位的选取宜少而精。

（4）掌握正确针刺方法：要掌握正确的针刺方法，严格按照操作规程针刺，针刺的角度、方向和深度要正确，对风池、风府、哑门等接近延髓等重要部位的穴位尤应注意，以防意外情况发生。

（5）针前注意检查针具：针前应注意检查针具，严防应用不合格的针具进行针刺治疗。进针时体外应留有适当的针体，以防针体折断。针刺治疗时应注意选择适当的体位，以有利于正确取穴和施术，并注意防止晕针、滞针和弯针等现象发生。

（6）注意及时处理晕针：应注意预防晕针发生，不要在劳累、饥饿以及精神紧张时针刺，一旦出现晕针现象，应立即让患者平卧，进行相应的处理。

23 治疗失眠常用的艾灸处方有哪些？

咨询： 我朋友以前失眠，是通过艾灸百会、神门穴治好的，我爱人近来也失眠，医生让艾灸的是涌泉穴，听说治疗失眠的艾灸处方有很多，请问治疗失眠常用的艾灸处方有哪些？

解答： 艾灸方法简单，人们乐于接受，是自我治疗调养失眠常用的方法。治疗失眠的艾灸处方有很多，下面选取临床较常用者，从取穴、操作、适应证三方面逐一给您介绍。

《处方一》

取穴：百会、神门。

操作：患者取适当的体位，采用艾条温和灸的方法，将艾条的一端点燃，对准施灸的部位，约距皮肤3~5厘米进行熏灸，使患者局部有温热感而无灼痛，至皮肤稍起红晕为度。通常每晚睡前用艾条在百会、神门穴悬灸10~15分钟。

适应证：失眠。

《处方二》

取穴：内关、三阴交、足三里。

操作：患者取适当的体位，采用艾条温和灸的方法，用艾条依次灸治内关、三阴交、足三里穴。通常每次每穴熏灸5~10分钟，每日治疗1次，7~10次为1个疗程。

适应证：心脾两虚型、心胆气虚型失眠。

《处方三》

取穴：百会。

操作：患者取适当的体位，采用艾条温和灸的方法，每晚睡前用艾条在百会穴悬灸10~15分钟。

适应证：失眠。

《处方四》

取穴：百会、足三里、涌泉。

操作：患者取适当的体位，采用早晨灸百会穴（阴虚阳亢者不宜用），晚上临睡前灸足三里、涌泉穴的方法，用艾条温和灸进行治疗。通常每次每穴熏灸5~10分钟，每日治疗1次，10次为1个疗程。

适应证：失眠。

〈处方五〉

取穴：神门、三阴交。

操作：患者取适当的体位，采用艾条温和灸的方法进行治疗。先对准神门穴，在距皮肤 3~5 厘米处进行熏灸，使局部有温热感而无灼痛，至皮肤稍起红晕为度；再对准三阴交穴，用同样的方法进行治疗。通常每次每穴熏灸 5~10 分钟，每日治疗 1 次，于晚睡前施灸为好，10 次为 1 个疗程。

适应证：失眠，对心脾两虚者尤为适宜。

〈处方六〉

取穴：翳明、神门、三阴交。

操作：患者取适当的体位，采用艾条温和灸的方法，用艾条依次灸治翳明、神门、三阴交穴。通常每次每穴熏灸 5~10 分钟，每日或隔日治疗 1 次，7~10 次为 1 个疗程。

适应证：失眠，尤其适宜于心火旺盛者。

〈处方七〉

取穴：涌泉。

操作：首先用温水泡脚 10 分钟，擦干后俯卧于床上，由施术者采用艾条温和灸的方法，用艾条灸治涌泉穴，以使之感到温热舒适不烫为度。通常每次每侧穴位熏灸 15 分钟，每日或隔日治疗 1 次，10 次为 1 个疗程。

适应证：失眠。

〈处方八〉

取穴：关元。

操作：患者取仰卧位，采用艾炷隔盐灸的方法，取细颗粒盐平铺在关元穴上，厚 0.3~0.5 厘米，将中艾炷放在盐上面点燃，进行灸治。通常每次灸 1~3 壮，每日灸治 1 次。

适应证：肾虚失眠伴腹部发凉及阳痿者。

24 应用艾灸疗法治疗失眠应注意什么？

咨询：我邻居张姐患失眠多年，通过艾灸调治好了，我女儿听说后也给我买了艾条，想让我艾灸一段时间，听说艾灸有很多注意点，我想知道应用艾灸疗法治疗失眠应注意什么？

解答：艾灸治疗调养疾病确实有很多注意点，了解这些注意点，是保证艾灸安全有效的前提和基础。这里给您介绍一下应用艾灸疗法治疗失眠应注意什么，希望您在了解这些注意事项后再进行自我艾灸。

（1）以中医理论为指导，根据患者的病情和体质选择合适的穴位和艾灸方法，严防有艾灸禁忌证的患者进行艾灸治疗。施灸时取穴要准确，灸穴不宜过多，火力要均匀，切忌乱灸、暴灸。同时要注意严格消毒，防止感染发生。

（2）施灸的顺序，一般是从上至下，先背部、后腹部，先头部、后四肢，先灸阳经、后灸阴经，在特殊情况下则可灵活运用，不必拘泥。对皮肤感觉迟钝的患者，施治过程中要不时用手指置于施灸部位，以测知患者局部皮肤的受热程度，便于随时调节施灸的距离，避免烫伤。

（3）施灸过程中要严防艾火滚落烧伤皮肤或烧坏衣服、被褥等，施灸完毕必须把艾条、艾炷之火熄灭，以防复燃发生火灾。施灸后还要做好灸后处理，如果因施灸时间过长局部出现小水疱者，注意不要擦破，可任其自然吸收；如果水疱较大，可局部消毒后用毫针刺破水疱放出疱液，或用注射器抽出疱液，再涂以龙胆紫，并用纱布包敷，以避免感染等不良反应发生。

（4）艾灸疗法应注意与药物治疗、运动锻炼、针刺疗法、按摩疗法、拔罐疗法以及饮食调养、情志调节、起居调摄等配合应用，以提高临床疗效。

25 药物敷贴法调治失眠有哪些作用特点？

咨询： 我近段时间晚上睡觉总是失眠，昨天同事给我介绍个药物敷贴方子，说这个方子治疗失眠效果很好，我想了解一下药物敷贴法，请问药物敷贴法调治失眠有哪些作用特点？

解答： 药物敷贴法简称药敷，是将药物经加工处理，敷于患部或穴位上，"外惹内效"，使外敷药物通过肌肤吸收或借助对穴位、经络的刺激作用，来治疗疾病的一种外治方法。

用于治疗失眠的具体药物敷贴方法是多种多样的，从敷贴的部位来看，有敷于脐部的（也称敷脐法），有敷于足心的（也称足敷法），也有敷贴于其他穴位或部位的，其中以敷于脐部（神阙穴）和足心（涌泉穴）的最为常用。敷贴的方法，通常是将药物晒干或烘干，研为细末，用食醋或鸡蛋清、生姜汁、浓茶、清水等溶剂调成糊状或膏状，敷贴于选取的适当部位，用纱布包扎，胶布固定。也有将一定配方的药物经煎熬，加入香油、黄丹等制成膏药敷贴者。

药物敷贴法和中医其他治疗方法一样，也是以中医学整体观念和辨证论治为指导思想的，正如清代医家吴师机所说："外治之理，即内治之理，外治之药，亦即内治之药，所异者法耳。"也就是说，内治和外治法的理、方、药三者是相同的，不同者仅仅是方法各异而已。药物敷贴法确实能治疗失眠，根据失眠患者的不同证型，按药物性味、归经及作用进行辨证选药，使外敷药通过肌肤毛孔吸收，发挥药物自身的治疗作用，"外惹内效"，调整脏腑功能，调和阴阳气血，可收到镇静安神、养血宁心、滋补肝肾、清心除烦等治疗效果，有助于纠正失眠。同时外敷药物对穴位的刺激，可改善局部血液循环，通过经络的传导作用来补虚泻实，促进阴阳平衡，增强机体抗病能力，有助于改善睡眠。

26 调治失眠可选用哪些药物敷贴处方？

咨询： 我们单位的老刘，前些年失眠，是用中药外敷调治好的，我近段时间时常失眠，也想用敷贴法试试，但苦于没有外敷的处方，请您告诉我调治失眠可选用哪些药物敷贴处方？

解答： 适用于调治失眠的药物敷贴处方有很多，它们各有不同的适用范围，下面介绍一些临床常用方，供您参考。

◀处方一▶

配方：五倍子、郁金各等份，蜂蜜适量。

用法：将五倍子、郁金分别研为细末，混匀后加入蜂蜜调成膏状。用时取药膏适量，分敷于涌泉、神阙穴，用纱布覆盖，胶布固定。通常每日换药 1 次，7~10 次为 1 个疗程。

功效：解郁清心，降火敛汗。

适应证：神经衰弱以心烦失眠、心悸盗汗为主要表现者。

◀处方二▶

配方：韭菜根、生地各 15 克，大蒜 5 头。

用法：先将韭菜根、生地烘干，研为细末，再把大蒜捣成糊状，把药粉与大蒜糊充分调和，每次取适量，做成 2 个饼，于晚上睡觉前将药饼敷贴于双足底之涌泉穴，用纱布覆盖，胶布固定，次日晨起去掉。**通常每晚敷贴 1 次，连用 7~10 次为 1 个疗程。**

功效：滋阴降火，养心安神。

适应证：心肾不交型、阴虚火旺型失眠。

〈处方三〉

配方：胆南星、吴茱萸各 3 克，半夏 5 克，鸡蛋 1 个。

用法：将胆南星、吴茱萸、半夏研成细末，混匀后加鸡蛋清调成糊状，于晚上睡觉前将药糊敷于双足底之涌泉穴，用纱布覆盖，胶布固定，次日晨起去掉。通常每晚敷贴 1 次，连用 7~10 次为 1 个疗程。

功效：清热化痰，镇静安神。

适应证：痰热内扰型失眠。

〈处方四〉

配方：盐附子、生地各等份。

用法：将盐附子、生地研成细末，混匀后加清水调成膏状，每次取适量，于晚上睡觉前将药糊敷于双足底之涌泉穴，用纱布覆盖，胶布固定，次日晨起去掉。通常每晚敷贴 1 次，连用 7~10 次为 1 个疗程。

功效：滋阴降火，益肾养肝。

适应证：肝肾阴虚型、阴虚火旺型及心肾不交型失眠。

〈处方五〉

配方：黄连 15 克，阿胶、白芍、黄芩各 9 克，鸡蛋 1 个。

用法：将黄连、阿胶、白芍、黄芩研为细末，贮瓶备用。用时每次取适量，用鸡蛋清调成膏状，敷贴于腹部之神阙穴，用纱布覆盖，胶布固定。通常 1~2 日换药 1 次，7~10 次为 1 个疗程。

功效：滋阴降火，宁心安神。

适应证：阴虚火旺型失眠。

【处方六】

配方：吴茱萸、肉桂各等份，蜂蜜适量。

用法：将吴茱萸、肉桂研为细末，装瓶备用。用时取药末 10 克，加蜂蜜调成膏状，分别敷贴于一侧神门、三阴交穴，用纱布覆盖，胶布固定，次日晨起去掉。通常每晚敷贴 1 次，左右两侧交替进行，连用 7~10 次为 1 个疗程。

功效：平肝潜阳，降火安神。

适应证：心火亢盛型、心肾不交型、阴虚火旺型失眠。

【处方七】

配方：大蒜、吴茱萸各 10 克。

用法：将吴茱萸与大蒜分别捣烂，混匀后调成膏状，分敷于双足底之涌泉穴，用纱布覆盖，胶布固定，24 小时后取下。通常每 3 日敷贴 1 次，连用 3~5 次为 1 个疗程。

功效：清热降火，安神。

适应证：头晕心烦，失眠健忘。

【处方八】

配方：吴茱萸 10 克，米醋适量。

用法：将吴茱萸研成细末，用米醋调成糊状，于晚上睡觉前将药糊敷于足底之涌泉穴，用纱布覆盖，胶布固定，次日晨起去掉。通常每晚敷贴 1 次，两足交替进行，连用 7~10 次为

1 个疗程。

功效：安神助眠。

适应证：失眠。

27 应用药物敷贴法调治失眠
应注意什么？

咨询： 我今年 32 岁，患失眠已很长一段时间，试了好多办法，效果都不太好，昨天同事给我推荐了一个外贴方，我想试试，但又不放心，请问<u>应用药物敷贴法调治失眠应注意什么</u>？

解答： 为了保证药物敷贴法调治失眠安全有效，避免不良反应发生，在应用药物敷贴法调治失眠时，应注意以下几点。

（1）注意局部消毒：敷药局部要注意进行清洁消毒，可用 75% 乙醇作局部皮肤擦拭，也可用其他消毒液洗净局部皮肤，然后敷药，以免发生感染。

（2）做到辨证选药：外敷药和内服药一样，也应根据病情的不同辨证选药，抓着疾病的本质用药，方能取得好的治疗疗效，切不可不加分析地乱用。敷贴疗法必须在医生的指导下，掌握操作要领和注意事项，根据敷贴疗法的适应证选择患者，严禁有敷贴禁忌证者进行敷贴治疗。

（3）正确选穴敷药：在应用穴位敷药时，所取穴位不宜过多，每穴用药量宜小，贴敷面积不宜过大，时间不宜过久，失眠患者常以神阙穴、涌泉穴为主要施治穴位。要注意外敷药物的干湿度，过湿容易使药糊外溢，太干又容易脱落，一般以药糊为稠厚状有一定的黏性为度。

（4）重视不良反应：一些刺激性较大或辛辣性的药物对皮肤有一定的刺激作用，可引起局部皮肤红肿、发痒、疼痛、起疱等不良反应；有些患者敷药后还可出现皮肤过敏等现象，还有些患者对胶布或伤湿止痛膏过敏。对这些患者应及时予以对症处理，或改用其他治疗方法。敷贴部位皮肤有破损者及伴有其他重病者，不宜采用敷贴疗法。

28 调治失眠常用的耳针处方有哪些？

咨询：我患有失眠，正在接受耳针治疗，医生选用的是神门、心、交感穴，听说治疗失眠的耳针处方有很多，不同失眠可选用不同的处方，请问调治失眠常用的耳针处方有哪些？

解答：耳针治疗失眠要取得好的疗效，必须选取恰当的耳穴，治疗失眠的耳针处方有很多，不同类型的失眠可选用不同的耳针处方。用于治疗失眠的耳针处方有很多，下面选取临床较为常用者，从取穴、操作、适应证三方面逐一给您介绍。

〈处方一〉

取穴：肝、心、脾、皮质下、神经衰弱点。

操作：按照常用耳穴示意图（参见附录中的常用耳穴示意

图，下同），找到所选取的耳穴肝、心、脾、皮质下、神经衰弱点的位置，常规消毒后，左手固定耳郭，右手用摄子夹着图钉形揿针的针柄，对准穴位刺入，然后用胶布固定。通常每次埋针宜留针 2~3 日，两耳穴位轮换埋针，5~7 次为 1 个疗程。

适应证：心烦失眠，对神经衰弱之失眠效果较好。

处方二

取穴：神门、心、皮质下、内分泌、交感。

操作：按照常用耳穴示意图，找到所选取的耳穴神门、心、皮质下、内分泌、交感的位置，常规消毒后，左手固定耳郭，右手持 0.5 寸短柄毫针进行针刺，深度以穿破软骨但不透过对侧皮肤为度，针刺得气后留针 10~30 分钟。通常每日针刺 1 次，每周治疗 5 次，两耳穴位轮换针刺，10 次为 1 个疗程。

适应证：心烦失眠，心悸健忘。

处方三

取穴：内分泌、交感、神门、神经衰弱点。

操作：按照常用耳穴示意图，找到所选取的耳穴内分泌、交感、神门、神经衰弱点的位置，常规消毒后，左手固定耳郭，右手持 0.5 寸短柄毫针进行针刺，深度以穿破软骨但不透过对侧皮肤为度，针刺得气后留针 10~30 分钟。通常每日针刺 1 次，每周治疗 5 次，两耳穴位轮换针刺，10 次为 1 个疗程。

适应证：失眠，对神经衰弱之失眠效果较好。

处方四

取穴：交感、神门、脑干、皮质下，内分泌、神经衰弱点、脑。

操作：按照常用耳穴示意图，找到所选取的耳穴交感、神门、脑干、皮质下，内分泌、神经衰弱点、脑的位置，常规消毒后，左手固定耳郭，右手用摄子夹着图钉形揿针的针柄，对准穴位刺入，然后用胶布固定。通常每次埋针宜留针2~3日，两耳穴位轮换埋针，5~7次为1个疗程。

适应证：失眠。

《处方五》

取穴：神门、心、交感。

操作：按照常用耳穴示意图，找到所选取的耳穴神门、心、交感的位置，常规消毒后，左手固定耳郭，右手用摄子夹着图钉形揿针的针柄，对准穴位刺入，然后用胶布固定。通常每次埋针宜留针2~3日，两耳穴位轮换埋针，5~7次为1个疗程。

适应证：心烦失眠，对中医辨证属心脾两虚型者尤为适宜。

《处方六》

取穴：皮质下、肾上腺、神门、心。

操作：按照常用耳穴示意图，找到所选取的耳穴皮质下、肾上腺、神门、心的位置，常规消毒后，左手固定耳郭，右手持0.5寸短柄毫针进行针刺，深度以穿破软骨但不透过对侧皮肤为度，针刺得气后留针10~30分钟。通常每日针刺1次，每周治疗5次，两耳穴位轮换针刺，10次为1个疗程。

适应证：失眠。

《处方七》

取穴：肝、心、脾、皮质下。

操作：按照常用耳穴示意图，找到所选取的耳穴肝、心、脾、皮质下的位置，常规消毒后，左手固定耳郭，右手持0.5寸短柄毫针进行针刺，深度以穿破软骨但不透过对侧皮肤为度，针刺得气后留针10~30分钟。通常每日针刺1次，每周治疗5次，两耳穴位轮换针刺，10次为1个疗程。

适应证：失眠，对妇女绝经期失眠效果尤好。

〈处方八〉

取穴：内分泌、皮质下、肾上腺、神门、肾、脑。

操作：按照常用耳穴示意图，找到所选取的耳穴内分泌、皮质下、肾上腺、神门、肾、脑的位置，常规消毒后，左手固定耳郭，右手用摄子夹着图钉形揿针的针柄，对准穴位刺入，然后用胶布固定。通常每次埋针宜留针2~3日，两耳穴位轮换埋针，5~7次为1个疗程。

适应证：失眠，对中医辨证属肾虚型者尤为适宜。

29 调治失眠常用的耳压处方有哪些？

咨询： 我今年44岁，是失眠患者，听邻居说耳穴贴压法调治失眠有较好的疗效，我想试一试，我有常用耳穴图，但不知道耳压处方，我要问的是调治失眠常用的耳压处方有哪些？

解答： 耳穴贴压法取材方便，简单易学，无需特殊的设备，而且疗效可靠，使用安全，是深受人们喜欢的外治方法。您想试一试用耳压疗法调治失眠的想法是好的，需要说明的是耳穴贴压法选穴要准确，同时贴压也有很多技巧，最好让有经验的医生进行贴压治疗，以保证其安全有效。下面介绍一些调治失眠常用的耳压处方，供您参考。

处方一

取穴：失眠、神经衰弱点。

操作：耳部常规消毒后，用0.5厘米×0.5厘米大小的胶布，把王不留行籽分别贴压于失眠、神经衰弱点上。两耳穴位交替贴压，3日更换1次，10次为1个疗程。贴压期间每日揉捏穴位3~5次，尤其在睡前半小时必须进行揉捏，每次1~3分钟。

适应证：神经衰弱，失眠。

处方二

取穴：神门、心、皮质下、枕。

操作：用75%医用酒精耳郭常规消毒，再用探棒在选定穴位处按压寻找敏感点，之后将王不留行籽粘贴在0.6厘米×0.6厘米大小的胶布中央，贴于选取的穴位处。嘱患者每日自行按压3~5次，尤其夜晚睡前30分钟要按压1次，以耳郭发热微痛为度，每隔3日更换1次，6次为1个疗程。

适应证：失眠。

处方三

取穴：心、肾、神经衰弱点。

操作：先用75%的酒精棉球擦洗耳郭以消毒，再用消毒棉球擦干，继而在耳郭前面、背面自上而下全面按揉3~5次，以疏通耳郭腧穴经气。接着根据常用耳穴示意图，找到所选取的心、肾、神经衰弱点的位置，用0.5厘米×0.5厘米大小的胶布，把王不留行籽分别贴压于心、肾、神经衰弱点上。两耳穴位交替贴压，隔日更换1次，10次为1个疗程。贴压期间每日自行按捏穴位3~5次，每次以使耳穴局部有酸胀感为度。

适应证：神经衰弱，失眠。

《处方四》

取穴：烦点、失眠。

操作：耳部常规消毒后，用0.5厘米×0.5厘米大小的胶布，把王不留行籽分别贴压于烦点、失眠穴上。两耳穴位交替贴压，隔日更换1次，10次为1个疗程。贴压期间每日自行按捏穴位3~5次，每次以使耳穴局部有酸胀感为度。

适应证：失眠。

《处方五》

取穴：神门、心、交感、皮质下、神经衰弱点、垂前、脑干、枕。心脾两虚型加脾；阴虚火旺型加肾，伴有便秘者以肺代替肾；胃腑不和者加胃；肝火上扰者加肝。

操作：治疗前用左手轻扶耳背，仔细观察要贴压穴位的位置有无变化（如红点、紫斑、隆起、血管充盈等），之后用探棒或针柄在选定的穴位区找出敏感点，再用75%酒精棉球消毒穴区，待皮肤干燥后，将磁珠放置在0.5厘米×0.5厘米大小的消炎止痛膏正中，贴于所选的穴位上。3~5日更换1次，嘱其每日按压3~4次，每次按压半分钟左右，使其有胀、麻、痛、酸及耳郭发热等感觉，以加强耳穴区刺激量。更换贴压5次为1

疗程，疗程间休息 1 周。

适应证：失眠。

〔处方六〕

取穴：皮质下、镇静。

操作：将酸枣仁用开水浸泡，去皮，分成两半，备用。耳部常规消毒后，用 1 厘米 ×1 厘米大小的胶布，将剖开的酸枣仁（酸枣仁的剖面置于胶布上，光滑面对准贴压的耳穴处）贴于皮质下、镇静穴上。两耳穴位交替贴压，5 日更换 1 次，4 次为 1 个疗程。贴压期间每日早晚各按揉耳穴 1 次，每次按压 2~3 分钟。

适应证：失眠。

〔处方七〕

取穴：心、镇静。

操作：耳部常规消毒后，用 0.5 厘米 ×0.5 厘米大小的胶布，把王不留行籽分别贴压于心、镇静穴上。两耳穴位交替贴压，隔日更换 1 次，10 次为 1 个疗程。贴压期间每日午睡前及晚睡前各按压穴位 1 次，每次 3~5 分钟，以使局部有酸胀感为度。

适应证：失眠。

〔处方八〕

取穴：交感、神门、镇静。

操作：耳部常规消毒后，用 0.5 厘米 ×0.5 厘米大小的胶布，把王不留行籽分别贴压于交感、神门、镇静穴上。两耳穴位交替贴压，隔日更换 1 次，10 次为 1 个疗程。贴压期间每日自行按揉穴位 3~5 次，每次以使耳穴局部有酸胀感为度。

适应证：心肾不交型失眠。

应注意什么？

咨询： 我近段时间晚上睡觉总是失眠，听说耳针和耳压疗法都能帮助睡眠，我想用耳针或耳压疗法试一试，但不知道有什么注意事项，请问应用耳针耳压疗法调治失眠应注意什么？

解答： 耳针疗法就是在耳郭上一定部位（穴位）进行针刺以达到治疗疾病目的的一种独特治病方法，耳压疗法是在耳针疗法的基础上发展起来的，它是通过在耳部穴位上压贴小颗粒的植物种子或具有一定形状和质地的药物颗粒及制品，并给予适度的揉、按、捏、压，使其产生酸、麻、胀、痛等刺激，以达到治病保健目的的一种防病治病方法。

耳针和耳压疗法确实都能帮助睡眠，改善睡眠质量。您近段时间晚上睡觉总是失眠，可以用耳针或耳压的方法调理一段时间试一试。耳针耳压疗法治疗失眠虽然方法简单易行，但若使用不当，不仅会影响疗效，还可引发不良反应，通常情况下耳针耳压都是由有经验的针灸医生进行操作治疗的。为了保证耳针耳压治疗的安全有效，在使用耳针耳压疗法治疗失眠时，应注意以下几点。

133 ◇

第二章

中医治疗失眠

（1）注意常规清洁消毒：在进行耳针耳压治疗时，应对耳郭皮肤、所用治疗针具、压料以及施术者的双手进行常规消毒，以预防交叉感染及耳部感染的发生。如耳部出现感染者，应及时进行对症处理。

（2）恰当选取耳部穴位：应用耳针耳压疗法治疗失眠时，要结合耳穴的功能及主治病证等，选择适当的耳穴进行针刺或贴压治疗。在耳穴处方确定后，可用探针、火柴头、针柄等，在选用的穴区内寻找反应点（压痛点）。

（3）注意耳穴治疗禁忌：耳针耳压疗法安全有效，并无绝对禁忌证，但对过度疲劳、衰弱，极度紧张、敏感，老年体弱者，以及孕妇特别是有习惯性流产史的孕妇等，禁用耳针耳压疗法。耳部有炎症及冬季有冻疮者，均不宜采用耳针耳压疗法。对胶布、麝香止痛膏等贴用材料过敏者也不宜用耳针耳压疗法。

（4）耳压者宜定时刺激：应用耳压疗法治疗者，在贴压耳穴期间应每日定时按压耳穴，要求手法轻柔、适度，节律均匀，按压后以有酸、麻、胀、痛、灼热的感觉为宜，严防手法力度过重损伤耳部皮肤。注意在晚睡前半小时按压耳穴1次，以提高疗效。

（5）耳针者注意防晕针：耳针疗法虽然刺激较轻，但也可发生晕针，所以应注意晕针的预防和处理。初次接受耳针治疗和精神紧张者，应先作好思想工作，消除顾虑，正确选择舒适持久的体位（尽可能采取卧位），取穴不宜太多，手法不宜过重，过度饥饿、疲劳者不予针刺，一旦出现晕针，应及早进行处理。

（6）注意配合其他疗法：耳针耳压疗法的作用有限，在应用耳针耳压疗法治疗的同时，应注意与药物治疗、按摩治疗以及饮食调理、起居调摄等治疗调养手段配合，以提高临床疗效。

另外，注意晚饭后不饮浓茶、咖啡、酒类，按时睡觉，睡前排除一切杂念等，对改善睡眠也大有帮助。

31 药枕疗法调治失眠有什么作用？

咨询： 我近段时间晚上睡觉总是失眠，医生让服用镇静药，我担心有副作用，前天听朋友说药枕就能调治失眠，我想进一步了解一下，请您告诉我药枕疗法调治失眠有什么作用？

解答： 药枕疗法就是指将具有芳香开窍、活血通脉、镇静安神、调和阴阳、调养脏腑、疏通经络等作用的中药，经过加工处理或炮制以后，装入枕芯之中，或直接做成薄型的药袋置于普通的枕头上，在睡眠时枕用，以达到防治疾病、延年益寿目的的一种独特防病治病方法。

药枕疗法简单易行，和普通枕头一样，每天睡觉时枕用，就能调治失眠。中医认为，"脑为髓之海"，"头为精明之府"，十二经脉、三百六十五络的气血皆上聚于头部，头与全身紧密相连。颈项部是药枕疗法的主要施治部位，不仅大部分经络在颈项部循环、经过，而且还有许多腧穴在此处分布，头是一个相对独立的人体全息胚，同时颈项部也是血管、神经分布极其丰富的部位。药枕疗法借助于人体头颈部与药枕的长时间接触，通过药物和机械等多种刺激，使经络疏通，气血流畅，脏腑功能协调，神经内分泌功能得到调整，从而起到治疗保健作用。

临床观察证实，药枕对失眠有肯定的治疗作用，失眠患者使用药枕后，头痛头晕、耳鸣健忘、心烦急躁、多梦易醒等症状有不同程度的缓解，其睡眠改善率在 90% 以上。药枕疗法主要通过药物的作用、机械刺激及心理调节作用等，达到改善睡眠的目的。药枕中的芳香挥发、磁性成分的药物，借助人体头部与药枕的长时间接触，可通过皮肤、呼吸道进入人体，渗入血脉之中，同时刺激头颈部的穴位，通过经络的传导作用，调理气血，调整脏腑功能，达到养血健脑，安神定志，改善睡眠，缓解头晕头痛、心烦急躁等症状，祛病延年的目的。药枕中的许多药物含有大量挥发油或磁性成分，可直接作用于局部皮肤黏膜，起到消炎杀菌、镇静止痛、活血化瘀等作用。药枕疗法可使就寝的枕具、气味等局部小环境发生改变，从而使患者的身心状态产生一些变化，起到良好的心理调节作用，使精神放松，情绪稳定，有利于缓解头晕头痛、心烦急躁等症状，改善睡眠。此外，合适的药枕在使用时可使头和颈部与枕头接触面较大，体重的支撑比较平均，压力的分散也就均匀，机体得以充分放松，这也有利于改善患者睡眠，使患者睡得更舒适。

现代研究表明，通过药物的作用及局部的刺激等，可刺激头颈部的皮肤感受器、血管和神经，调整其抑制和兴奋过程，调节血管及神经内分泌功能，促进 5- 羟色胺的分泌与合成，起到催眠作用。

32 调治失眠常用的药枕有哪些？

咨询：我患失眠已经很长一段时间了，昨天从电视上看到药枕制作简单，能调治失眠，我想制作一个药枕试用一段时间，但没有药枕配方，请您告诉我调治失眠常用的药枕有哪些？

解答：药枕确实能调治失眠，您想自己制作一个药枕试用一段时间的想法是可取的，不过应注意制作的药枕大小和厚度要合适，选用的装填物要对症，最好在有经验医生或保健专家的指导下进行。下面选取几个调治失眠常用的药枕，从原料、制作、功效、适应证几方面予以介绍，供您参考。

（1）益神枕

原料：绿豆叶、橘叶、龙胆草、桑叶、地骨皮、菊花、草决明各 150 克。

制作：将上述药物分别晒干或烘干，粉为粗末，混匀后用纱布包裹缝好，装入枕芯，制成药枕。

功效：清肝泻热，养阴安神。

适应证：肝郁化火型、阴虚火旺型失眠。

（2）蚕砂药枕

原料：蚕砂适量。

制作：将蚕砂清理干净，研为粗末，装入枕芯，外用枕套，制成蚕砂药枕。

功效：安神助眠。

适应证：各种失眠。

（3）花草麦皮枕

原料：金银花、白菊花、玫瑰花、夏枯草、龙胆草、合欢皮、陈皮、连翘、木香、甘草各30克，荞麦皮2000克。

制作：将上述药物烘干，共研为碎末，用双层纱布制成的扁平小袋包装，置于荞麦皮枕芯中，制成药枕。

功效：清热解毒，宽胸理气，镇静安神。

适应证：失眠。

（4）当归黑豆枕

原料：当归750克，黑豆1000克。

制作：将当归晒干，粉为粗末，与干黑豆充分混合，用纱布包裹缝好，装入枕芯，制成药枕。

功效：补肾益精，补血活血，养心安神。

适应证：心脾两虚型、心胆气虚型失眠。

（5）杞子芝麻枕

原料：枸杞子750克，芝麻500克。

制作：将枸杞子、芝麻分别晒干，混匀后装入布袋中，装入枕芯，制成杞子芝麻枕。

功效：滋补肝肾，养血安神。

适应证：各种失眠，对中医辨证属肝肾阴虚型、心脾两虚型、心肾不交型者尤为适宜。

（6）决明清肝枕

原料：决明子、菊花各1000克。

制作：将决明子、菊花分别晒干或烘干，混匀后用纱布包裹缝好，装入枕芯，制成药枕。

功效：清肝泻火，养心安神。

适应证：阴虚火旺型失眠。

（7）安神宁志药枕

原料：柏子仁、吴茱萸、薄荷、橘皮、白芷、白术、附片、川芎、藁本、益智仁、防风、夜交藤、合欢皮、白菊花、淡竹叶、艾叶、远志各30克。

制作：将上述药物分别晒干，研成碎末，混匀后用纱布包裹缝好，装入枕芯，制成药枕。

功效：健脾养心，镇静安神。

适应证：心胆气虚型、心脾两虚型失眠。

（8）黄连丹皮龙骨枕

原料：黄连、丹皮、龙骨、磁石各500克，生地、肉桂各300克，细辛15克。

制作：将上述药物一起烘干，研为粗末，混匀后用纱布包裹缝好，装入枕芯，制成药枕。

功效：交通心肾，安神定志。

适应证：心肾不交所致的心烦不寐，头晕健忘，腰酸腿软，五心烦热等。

（9）菖蒲合欢侧柏枕

原料：石菖蒲、合欢皮各500克，侧柏叶400克。

制作：将上药一同烘干，共研为粗末，用纱布包裹缝好，装入枕芯，制成药枕。

功效：清热化痰，理中安神。

适应证：痰热内扰所致的多梦易醒，难以入寐，头重头昏，痰多胸闷，心烦口苦等。

（10）补骨菟丝枸杞枕

原料：补骨脂、菟丝子、肉桂、肉苁蓉、熟地各250克，当归、川芎、枸杞子、女贞子、茴香各150克。

制作：将上药分别晒干，研为粗末，混匀后用纱布包裹缝好，装入枕芯，制成药枕。

功效：补肾益精，宁心助眠。

适应证：肾虚失眠，对老年患者尤为适宜。

33 应用药枕调治失眠应注意什么？

咨询：我近段时间晚上睡觉总是失眠，服安神补心片也不见好转，昨天我们单位的李师傅弄了个药枕配方，让我制一个药枕调理一下，我要问的是应用药枕调治失眠应注意什么？

解答：采用药枕调治失眠确实有一定的疗效，您可以自制个药枕枕用一段时间试一试。为了使药枕能达到应有的治疗保健效果，避免不良反应发生，在应用药枕调治失眠时，除应注意药物的选择及加工处理、药枕的制作方法外，还应做到正确地使用药枕。

（1）辨证选用药枕：不同的药枕有不同的使用范围，要根据中医辨证结果正确选择药枕，不能不加分析地乱用。虽然药枕疗法无特殊禁忌证，无明显不良反应，老少皆宜，但若使用不当，不仅难以达到应有的疗效，还会给身体造成不适，因此应在医生的指导下正确使用药枕。对药物过敏者禁用药枕疗法，孕妇禁用辛香、活血、通络之药物。

（2）注意枕用时间：应注意药枕的枕用时间应适当，药枕是通过睡觉时枕用以达到防治疾病的目的，一般每天至少要枕用 6 小时以上。由于药枕疗法显效较慢，常需数天或更长的时间方能见效，所以使用药枕不能急于求成，要有耐心，做到持之以恒，缓图以功。

（3）处理各种不适：使用药枕后若出现头晕头痛、恶心呕吐、荨麻疹、皮肤潮红发痒等症状，应停止使用，必要时给予对症处理。孕妇则应禁止使用辛香、活血、通经之药物。为了减少药枕疗法引起的口、鼻、咽干燥，口渴欲饮等症状，最好在每次枕用前饮 1 小杯温开水，并在白天适当增加一些饮水量。

（4）定期更换药物：注意保持药枕干燥、清洁，每夜枕用后应用塑料袋装好密封存放，防止有效成分散发，并置于阴凉干燥处存放，以防霉变。一般药枕使用 2~3 周后，应置于阳光下晾晒 1 次（1 小时左右），以保持枕形及药物的干燥度。

（5）配合其他治法：药枕虽好，但其作用有限，只能作为一种辅助调治手段。在应用药枕疗法的同时，还应注意与药物、针灸、运动等其他治疗调养方法配合，并注意饮食调理、情志调节及起居调摄，以发挥综合治疗的优势，提高临床疗效。

34 足浴疗法调治失眠有什么作用？

咨询： 我患有失眠，服用过中成药，效果并不太好，我知道现在足浴养生很盛行，听说足浴疗法能治疗失眠，我不太相信，想进一步了解一下，请问足浴疗法调治失眠有什么作用？

解答：《琐碎录》中说："脚是人之底，一夜一次洗。"每晚用热水洗泡双脚是良好的个人卫生习惯，不仅可以清洁双脚，消除疲劳，还能预防和治疗许多疾病，足浴疗法就是从生活习俗发展而来的一种保健治病方法。足浴疗法又称"洗脚疗法"，是用中药煎取药液浸泡双脚以达到防病治病目的的方法，也是常用的中医外治法之一。近年来，足浴的保健治病价值越来越被人们所重视，足浴养生很是盛行，足浴疗法已走入千家万户，失眠患者掌握了这一方法，病就可以减去大半，若在足浴后配合以足底按摩，则其疗效更佳。

人们常说："睡前洗脚，强似服药。"中医学有"上病下取，百病治足"之说，双足是人体的一个全息缩影，人体五脏六腑在脚上都有相应的经络、穴位，双脚上分布有60多个穴位。足浴疗法治疗疾病，即有穴位的刺激作用、药液的温热作用，又有药物的药理作用，根据不同证型失眠患者的不同发病机制，选择相应的中药制成洗浴液进行足浴，可促进气血运行，调节脏腑功能，恢复机体阴阳平衡，发挥滋补肝肾、清热宁心、养血安神、镇静助眠等功效，从而达到改善睡眠，消除失眠患者头晕头痛、心烦急躁、心悸健忘等自觉症状的目的。

35 调治失眠常用的足浴处方有哪些？

咨询：我今年28岁，近段时间晚上睡觉总是失眠，想了很多办法，都不太管用，听说足浴法调治失眠效果不错，我准备试一试，麻烦您告诉我调治失眠常用的足浴处方有哪些？

解答：足浴疗法是用中药煎取药液浸泡双脚以达到防病治病目的的一种自我保健手段，也是常用的中医外治方法之一。失眠患者通过适当的足浴，确实能达到除烦助眠、治疗调养失眠的目的。下面介绍几则调治失眠的足浴处方，您不妨在当地医生的指导下试用一下。

〈处方一〉

原料：天麻12克，钩藤9克，合欢皮10克。

用法：将上述药物水煎2次，去渣取汁，趁热浸泡双足，每晚1次，宜在睡前进行，5日为1个疗程。

功效：平肝潜阳安神。

适应证：肝阳上亢型失眠。

〈处方二〉

原料：酸枣仁、柏子仁、磁石各30克，当归、知母各20

克，朱砂 10 克。

用法：将磁石放入锅中，加清水适量，先煎煮 30 分钟，再加入其他药物，煎取药汁，趁热浸泡洗双足，每晚 1 次，宜在睡前进行。

功效：镇静安神。

适应证：失眠。

处方三

原料：磁石 30 克，菊花、黄芩、夜交藤各 15 克。

用法：将磁石放入锅中，加清水适量，先煎煮 30 分钟，再加入菊花、黄芩、夜交藤，继续煎煮 30 分钟，去渣取汁，趁热浸泡洗双足，每晚 1 次，宜在睡前进行。

功效：清热镇惊，和胃安神。

适应证：肝郁化火型、痰热内扰型失眠。

处方四

原料：生地、山萸肉、山药、知母各 12 克，茯苓、丹皮、泽泻、酸枣仁、合欢皮、夜交藤、川芎、半夏各 10 克，川椒 6 克。

用法：将上述药物一同放入锅中，水煎去渣取汁，趁热浸泡洗双足，每晚 1 次，宜在睡前进行。

功效：滋阴补肾，养心安神。

适应证：失眠。

处方五

原料：黄连 10 克，肉桂 3 克，夜交藤、合欢皮、丹参各 30 克。

用法：将上述药物一同放入锅中，水煎去渣，把药汁稀释成 3000 毫升左右，水温控制在 40℃左右，每日 1 次，临睡前浸泡双足，每次 20~30 分钟，10 日为 1 个疗程。

功效：交通心肾，宁心安神。

适应证：失眠。

《处方六》

原料：黄柏、生地、知母、酸枣仁各 15 克，牛膝、生牡蛎各 30 克，吴茱萸 8 克。

用法：将上药一同放入锅中，加入清水适量，煎煮 30 分钟，去渣取汁，趁热浸泡洗双足，每晚 1 次，宜在睡前进行。

功效：滋阴降火，宁心安神。

适应证：失眠。

《处方七》

原料：磁石 50 克，夜交藤、酸枣仁、柏子仁各 30 克，当归 20 克，知母 10 克。

用法：将上述药物一同放入锅中，水煎去渣取汁，趁热先熏后洗双足，每晚睡前 1 次，每次 20 分钟。

功效：养阴清热，镇静安神。

适应证：失眠。

《处方八》

原料：丹参 20 克，夜交藤、五味子各 15 克，生地、百合各 30 克。

用法：将上述药物一同放入锅中，水煎去渣取汁，趁热先熏后洗双足，每晚睡前 1 次，每次 20~30 分钟。

功效：滋阴降火安神。

适应证：阴虚火旺型失眠。

〖处方九〗

原料：黄连、肉桂各 15 克。

用法：将黄连、肉桂一同放入锅中，水煎去渣取汁，趁热先熏后洗双足，每晚睡前 1 次，每次 20~30 分钟。

功效：清热降火。

适应证：阴虚火旺型失眠。

〖处方十〗

原料：六味地黄丸 30 克（也可用熟地、山茱萸、山药、泽泻、茯苓、丹皮组成的汤剂）。

用法：将六味地黄丸水煎成药液（或用六味地黄汤煎取药液），水温控制在 40℃左右，每日 1 次，临睡前浸泡双足，每次 20~30 分钟，10 日为 1 个疗程。

功效：滋阴补肾，宁心安神。

适应证：失眠，对肝肾阴虚型患者效果尤好。

36 应用足浴疗法调治失眠
应注意什么？

咨询：我患失眠已有一段时间了，听说足浴疗法能调治失眠，昨天我购买了一个足浴按摩器，想试一段时间，但不清楚注意事项，请您告诉我应用足浴疗法调治失眠应注意什么？

解答：当今，足浴的保健治病价值越来越被人们所重视，足浴疗法已走入千家万户，这几年各种品牌的足浴器具更是层出不穷。当然，足浴疗法也有其注意点，若采用足浴器进行足浴，在足浴前应仔细阅读说明书，若自己配制足浴液用普通洗足盆进行足浴，则更应当注意。为了保证足浴疗法调治失眠安全有效，在应用足浴疗法调治失眠时，应注意以下几点。

（1）依病情需要选用足浴处方：根据足浴疗法的适应证和禁忌证选择患者，切忌有足浴禁忌证者进行足浴治疗。足部皮肤有破损者不宜使用足浴疗法。由于失眠的证型很多，而不同的足浴处方又有不同的使用范围，所以应依中医辨证分型的不同恰当选用足浴处方。

（2）掌握好药液的用量和温度：足浴所用的药液不宜过少，应以能浸泡到双足踝部为宜。药液的温度应适当，不宜过热或过凉，可根据患者的承受能力进行调整，以患者能耐受为度，药液温度下降时应适当再加热。

（3）注意药液保管及浴后避风：足浴药1剂可使用2~3次，但夏季应当日煎药当日用，药液应存放于低温处，以免变质。足浴后要及时用干毛巾擦干双脚，注意避风防凉，以免引发其他疾患。

（4）注意与其他治疗方法配合：足浴疗法调治失眠的作用有限，应注意与药物治疗、针灸疗法、运动锻炼等其他治疗调养方法配合，并注意饮食调理、情志调节以及起居调摄，以发挥综合治疗的优势，提高疗效。

（5）仔细阅读足浴器具说明书：采用足浴器具足浴前，应仔细阅读说明书，正确进行操作，同时切记注意检查电线是否有破损，以防漏电伤人。用毕要先切断电源，倒去足浴液，清洗擦拭干净，放于干燥处，以备下次再用。

37 怎样用睡前四步按摩法调治失眠？

咨询： 我近段时间晚上睡觉总是失眠，服用刺五加片多日也不见好转，我们单位的同事让我用睡前四步按摩法调理一下试一试，请您告诉我怎样用睡前四步按摩法调治失眠？

解答： 睡前四步按摩法以印堂、太阳、风池、中脘、关元、气海、足三里、内关、三阴交、涌泉穴为主要按摩穴位，于每晚睡前进行自我按摩，此法能改善睡眠质量，有助于纠正失眠，适用于各种类型的失眠患者，坚持应用效果良好，您确实可以试一试。下面给您介绍具体按摩方法，其穴位的选取可参考有关书籍的常用人体穴位示意图。

（1）第一步：用食指分别按揉印堂、太阳、风池穴，每穴按揉 1~2 分钟，以局部有酸胀感为度。

（2）第二步：先用手掌在腹部按揉中脘、关元、气海穴各 1 分钟，再用食指按摩内关、足三里、三阴交穴各 1~2 分钟。

（3）第三步：将两手掌面相对搓热，用两手掌面贴附在腰部两侧，适当用力做上下往返摩擦，至有温热感为止。

（4）第四步：用两手掌交替擦两足底之涌泉穴各 2~3 分钟（注意临睡前先用热水浸洗双脚 10~15 分钟）。

38 如何用指压改善睡眠法调治失眠?

咨询: 我今年34岁,患失眠已有一段时间了,昨天从电视上看到可以用指压改善睡眠法调治失眠,我想试一试,但不清楚如何操作,我要问的是<u>如何用指压改善睡眠法调治失眠?</u>

解答: 指压改善睡眠法具有养心除烦、改善睡眠之功效,确实能调治失眠,适用于各种类型的失眠患者,长期坚持效果良好,下面给您介绍一下具体操作方法。

治疗时患者取坐位,采用自我按摩的方法,依次指压百会、太阳、天柱、风池、足三里、三阴交及神门穴,穴位的选取可参考有关书籍的常用人体穴位示意图。

(1)百会穴:在1分钟之内,用右手中指沿顺时针方向按压36圈,再沿逆时针方向按压36圈。

(2)太阳穴:在1分钟之内,用双手拇指同时沿顺时针方向按压36圈,再沿逆时针方向按压36圈。

(3)天柱穴:在1分钟之内,用双手拇指沿顺时针方向按压36圈,再沿逆时针方向按压36圈。

(4)风池穴:在2分钟之内,用双手拇指同时缓缓地沿顺时针方向按压36圈,再沿逆时针方向按压36圈。

(5)足三里穴:在1分钟之内,用双手拇指用力均匀和缓地同时沿顺时针方向按压36圈,再沿逆时针方向按压36圈。

（6）三阴交穴：用双手拇指用力均匀和缓地同时沿顺时针方向按压36圈，再沿逆时针方向按压36圈。

（7）神门穴：用右手拇指沿顺时针方向缓缓按压左侧神门穴36圈，再沿逆时针方向按压36圈；用左手拇指沿顺时针方向缓缓按压右侧神门穴36圈，再沿逆时针方向按压36圈。

39 怎样用捏耳揉按擦面法调治失眠？

咨询：我今年40岁，患失眠已经有一段时间了，昨天到医院就诊，医生建议在服中药的同时配合自我捏耳揉按擦面法进行按摩，请您告诉我怎样用捏耳揉按擦面法调治失眠？

解答：捏耳揉按擦面法以中脘、气海、神门、翳明、安眠、风池穴为主要按摩穴位，采用自我按摩法进行治疗，此法具有调整脏腑功能、镇静安神之功效，适宜于各种类型的失眠，坚持应用有较好的效果，您若在服用中药的同时配合此法进行按摩，确实能取得较好的疗效，下面给您介绍具体按摩方法。

按摩穴位的选取可参考有关书籍的常用人体穴位示意图，操作时取坐位，先用双手拇指指腹抵住耳垂后部，食指指腹按于耳垂前部，两指相对用力捏耳垂，同时稍微向下拉30~50次，以两耳发热且感到舒适为度。然后将一手掌大鱼际紧贴中脘穴，另一手按于其上助力，两手协调地沿顺时针方向缓缓揉摩，并慢慢向下移动至气海穴，时间约3分钟。接着用两手拇指的指腹紧按两侧风池穴，适当用力做旋转按揉，时间约1分钟，使局部有酸胀感，并以同样的方法按揉翳明、安眠穴。继而用右手拇指指腹按揉左侧的神门穴，持续1~2分钟，使局部有酸沉的感觉；用左手拇指指腹按揉右侧的神门穴，持续1~2分钟，使局部有酸沉的感觉。最后采用双手擦面法，将两手搓热，先擦前额，次擦前额两侧，再擦面颊，每个部位各擦1~2分钟，然后擦整个颜面部，以整个颜面透热为度。

40 如何用分步自我按摩法调治失眠？

咨询：我近段时间晚上睡觉时常失眠，我知道按摩能治疗失眠，听说采用分步自我按摩法治疗失眠效果很好，但具体怎么按摩我不太清楚，请问如何用分步自我按摩法调治失眠？

解答：这里首先告诉您，分步自我按摩法治疗失眠确实效果很好。分步自我按摩法分点压穴位、推擦腰肾、按压神门、旋摩全腹、头部按摩、分抹眼睑六步，操作时应采取舒适的体位，细心体会按摩时的感觉，不必拘泥于按摩的次数和时间，若能坚持应用，定能达到安神助眠、改善睡眠之目的，下面给您介绍具体的按摩方法。

（1）点压穴位：先用两手拇指的指腹，分别按压两侧小腿之三阴交穴，本穴为足三阴之交会穴，可调理足三阴之经气，以健脾助运，通经活络。之后用中指按压两侧的足三里穴，此穴为胃经的合穴，中医认为"胃不和则卧不安"，按压此穴可和胃安眠。继而再用两手拇指着力于小腿内侧的阴陵泉穴，其余手指按于小腿外侧之阳陵泉穴，自上而下推移至三阴交穴和绝骨穴，约推移 40~50 次。

（2）推擦腰肾：将两手掌面相对搓热，用两手掌根及掌面贴附在腰的两侧，自肾俞至大肠俞穴进行往返上下推摩，使腰部有温热感为宜。中医认为腰为肾之府，推摩腰部可以益肾固本，有助于安神助眠。

（3）按压神门：用一手拇指按压对侧手腕的神门穴，待按压到穴位周围有明显的酸胀感时，再持续按压 30 秒钟，然后更换对侧。

（4）旋摩全腹：仰卧于床上，用左右手掌面置于上、下腹部，然后两手交替作顺时针环形揉动，动作宜柔和缓慢，用力更要均匀协调，旋摩 50~60 次左右。这种方法有助于和胃安眠。

（5）头部按摩：患者取仰卧位，先用右手拇指轻揉百会穴 200 次，再用双手拇指由印堂至上星、百会穴交替推 5~6 次，共约 4 分钟；之后双手拇指自印堂起向内外依次点揉睛明、鱼腰、丝竹空、太阳、四白等穴，共约 3 分钟。

（6）分抹眼睑：微闭两眼，自内向眼外分抹眼睑，待抹至双目有干涩感时或出现困意时为止。此法可以诱导入眠。

41 如何用简单自我按摩助眠法调治失眠？

咨询： 我今年 29 岁，近段时间晚上睡觉总是休息不好，听说坚持练习简单自我按摩助眠法能有效改善睡眠，我想试一试，请问<u>如何用简单自我按摩助眠法调治失眠</u>？

解答： 简单自我按摩助眠法包括揉神门、运百会、按脘腹、按涌泉、按颞侧、推胫骨及抹眼球，此法具有调和脾胃、镇静安神助眠之功效，坚持练习确实能有效改善睡眠，适宜于治疗调养各种类型的失眠，您可以按摩一段时间试一试，下面是其具体练习方法，按摩穴位的选取可参考有关书籍的常用人体穴位示意图。

（1）揉神门：此法具有宁心安神的作用。操作时患者取坐位，左手食指、中指相叠加，按压在右手神门穴上，按揉 2 分钟后再换右手操作。或用大拇指按压两侧神门穴各 5~10 次。按揉或按压神门穴后，可采取平时睡眠的习惯姿势，配合呼吸缓慢加深，渐渐入睡。

（2）运百会：此法具有安眠定神之功效。操作时患者取卧位，两手轮流以食、中指指腹按揉百会穴 50 次（或 1 分钟）。手指用力不能过重。

（3）按脘腹：此法具有理气和胃，使人安然入睡之功能。操作时患者取卧位，左右手分别横置于上腹部中脘穴和下腹部关元、气海穴，配合呼吸，呼气时按压中脘穴，吸气时按压气海、关元穴，持续操作2分钟。或用两手食指、中指叠加按压以上三穴位各50次，以轻度揉压为宜。

（4）按涌泉：此法具有平衡阴阳气血之功效，坚持按压能改善睡眠。操作时患者取坐位，两侧中指指腹分别按压在两足底涌泉穴上，随一呼一吸，有节律地各按压1分钟。或按揉该穴100次。

（5）按颞侧：此法具有安神助眠之功效。操作时患者取坐位，两手拇指按压两侧风池穴，两手小指按在两侧太阳穴上，其余手指各散放在头部两侧，手指微屈，然后两手同时用力，按揉局部约1分钟。

（6）推胫骨：此法具有调和脾胃，宁心安神之功效。操作时患者取坐位，两手虎口分别卡在双膝下，拇、食指按压阳陵泉穴和阴陵泉穴，然后向下用力推动，在过足三里和三阴交两穴时加力按压，这样一直推到踝部，反复操作10~20次。或按揉足三里、三阴交穴各50次。

（7）抹眼球：此法具有调养心气的作用，坚持应用有助于治疗失眠。操作时患者取卧位、闭眼，将两手中指分别放于两眼球上缘，两手环指分别放在眼球下缘，然后在眼内外眦之间来回揉抹20~30次，用力要轻。

提示：以上各法，每晚可任选1~3种，睡前1小时内进行自我按摩，若能持之以恒，绝大多数失眠者可免受失眠之困扰，同时躺下之后还需平心静气，排除杂念，然后闭目，逐渐松弛全身肌肉，使身心自然、轻松、舒适。

42 如何用睡前按摩催眠法调治失眠？

咨询： 邻居刘阿姨患失眠多年，她说是用睡前按摩催眠法调治好的，我近段时间时常失眠，也想用睡前按摩催眠法调治，但不清楚如何按摩，请问如何用睡前按摩催眠法调治失眠？

解答： 睡前按摩催眠法简单易行，具有醒脑宁心之功效，能调节自主神经功能，坚持应用可缓解头晕头痛、心烦急躁等症状，有效改善睡眠，对神经衰弱者尤为适宜，确实是调治失眠行之有效的方法，您想用此法调治失眠是可行的。

采取睡前按摩催眠法调治失眠时，患者宜取仰卧位，于睡前按面部双掌深搓法、耳部搓摩法、甲端快速摩头法的顺序，进行自我按摩治疗，穴位的选取可参考有关书籍的常用人体穴位示意图。

（1）面部双掌深搓法：闭目少思，双掌指抚于脸面，以每秒钟2次的频率，以眼部上下和鼻翼两侧为重点搓摩区，上下缓慢有力地搓摩约2分钟，并按揉印堂、睛明、太阳、安眠穴各1分钟。

（2）耳部搓摩法：用手掌大鱼际肌部位搓摩耳根部约30秒钟，然后按此法搓摩耳根后部约30秒钟，再改用两手掌心以每秒钟2次的频率，轻揉整个耳部约1分钟。

（3）甲端快速摩头法：先按揉风池、百会穴各1分钟，再双手十指并拢，第二指关节屈曲成90°，然后用双手指甲的端部，用力搓摩头部所有发根之处。以头顶正中线及两侧和头后部为搓摩的重点部位，搓摩3分钟左右，患者有欲睡之感觉。

43 怎样用头部按摩七式调治失眠？

咨询： 我今年35岁，是失眠患者，听说头部按摩七式是自我调治失眠的好办法，我准备用此法自我按摩一段时间，但不知道具体按摩方法，请问怎样用头部按摩七式调治失眠？

解答： 头部按摩七式分抹法、揉眉法、揉眼球法、压三经法、点十四孔法、扫散法、指疏法，坚持应用此七式按摩能改善自主神经功能，纠正失眠，确实是自我按摩调治失眠的好办法。下面给您介绍具体操作方法，需要说明的是穴位的选取您可参考有关书籍的常用人体穴位示意图。

（1）抹法：取坐位或卧位，双拇指从印堂穴沿眉弓分抹至太阳穴。如此反复3~5次。

（2）揉眉法：双拇指指腹点压印堂穴并沿眉弓向两侧对揉至太阳穴。如此反复3~5次。

（3）揉眼球法：双拇指先点压睛明穴，然后分别抹上、下眼睑。如此反复3~5次。

（4）压三经法：先用双拇指指腹从印堂穴压至百会穴，然后从两侧眉中向头顶压至百会穴水平。三条线依次按压，如此反复3~5次。

（5）点十四孔法：用双手拇指指腹从印堂穴依次点压睛明、迎香、人中、地仓、承浆、大迎、颊车、下关、耳门、听宫、听会、翳风、太阳穴，以上各穴分别点压3遍。

（6）扫散法：用一手拇指偏峰推角孙穴，自耳前向耳后直推30次，两侧交替进行。

（7）指梳法：两手五指指峰从头正中线快速上下分梳至两侧颞部，反复操作20次，点压风池穴，拿颈后大筋、肩井约2分钟，最后重复前5种手法3分钟。

44 怎样用按摩醒脑宁心法调治失眠？

咨询：我患失眠已经很长一段时间了，中西药没少吃，晚上睡觉还是辗转反侧，难以入睡，听说按摩醒脑宁心法能治疗失眠，我想试一试，请问**怎样用按摩醒脑宁心法调治失眠？**

解答：按摩的过程是轻松舒适的，按摩治疗调养失眠是行之有效的。按摩醒脑宁心法以风池、天柱、印堂、太阳、百会、风府、内关、神门、三阴交为主要按摩穴位，具有调和阴阳气血，醒脑宁心安神之功效，坚持进行按摩确实能改善睡眠，减轻失眠者头晕头痛、心烦急躁等症状。

操作时患者取坐位，术者立于患者一侧，先用五指拿法拿头顶，由前发际至后发际，反复操作5~8次；再用推桥弓的方法，一手拇指外展90°，以指腹附于一侧乳突上，沿胸锁乳突肌自上而下轻柔地顺推至同侧胸锁关节，两侧交替，每侧推3~5次；接着用拇指按揉法从上向下按揉颈椎两侧3~5次，用拇指、食指和中指拿风池、天柱、风府穴各1分钟。再用一指禅推法，自印堂穴直线向上到发际，往返操作3~5次；用一指禅推法从右侧太阳穴开始，经右侧眉弓至印堂穴，再从印堂穴经左侧眉弓至左侧太阳穴，继而从左侧太阳穴经印堂穴至右侧太阳穴，如此往返操作3~5次。最后用抹法在前额、眼眶上下及鼻翼旁自人体正中线向两侧分抹约2分钟，用中指指端按揉太阳穴约1分钟，用拇指按揉百会、内关、神门、三阴交穴各1分钟，结束治疗。

45 怎样用梳头推揉按穴法调治失眠？

咨询：我是工程师，近段时间总是失眠，听说梳头推揉按穴法能调治像我这样用脑过度引起的失眠，我想了解一下操作方法，准备试一试，请问**怎样用梳头推揉按穴法调治失眠？**

解答：梳头推揉按穴法简单易行，具有安神醒脑之功效，坚持应用不仅可使头脑清醒，对改善睡眠也大有帮助，是治疗调养用脑过度引起的失眠的行之有效的方法。您是工程师，脑力劳动较重，患有失眠，采用梳头推揉按穴法进行治疗调养是合适的，下面给您介绍具体操作方法。

操作时患者取坐位，采用自我按摩的方法，先用两手的 10 个指头，自前额发际开始，由前向后梳头发至后发际，操作时动作缓慢柔和，边梳边揉搓，以揉风池、百会穴为重点，时间约 5 分钟。之后用推桥弓的方法，一手拇指外展 90°，以指腹附于一侧乳突上，沿胸锁乳突肌推至同侧胸锁关节（稍用力推揉，透达肌层，切忌摩擦表皮），两侧交替，每侧约 1 分钟。接着用一指禅推法，从印堂穴直线向上到发际，往返 4~5 次，再从印堂穴沿眉弓至太阳穴，往返 4~5 次，然后从印堂穴到一侧睛明穴，绕眼眶推揉，两侧交替进行，每侧 3~4 次，时间约 4 分钟。最后采用擦涌泉穴的方法，先将右足搁于左大腿上，右手握右踝，左手小鱼际侧擦右足底涌泉穴 50 次，再将左足搁于右大腿上，左手握左踝，右手小鱼际侧擦左足底涌泉穴 50 次，结束治疗。

第三章
自我调养失眠

　　俗话说，疾病三分治疗，七分调养，这足以说明自我调养在疾病治疗中的重要性。如何选择适合自己的调养手段，是广大失眠患者十分关心的问题。本章详细解答了失眠患者自我调养过程中经常遇到的问题，以便正确治疗的同时，恰当选择调养手段，只有这样做，才能消除失眠引起的诸多身体不适，保证身体健康。

01 为什么说最好的医生是你自己?

咨询: 我是失眠患者,知道"医生"不要自己当,不可自作主张买药吃,今天我看到钟南山院士曾说"最好的医生是你自己",把我弄糊涂了,请问<u>为什么说最好的医生是你自己</u>?

解答: 其实"医生"不要自己当,切不可自作主张买药吃,与"最好的医生是你自己"并不矛盾,只是出发点不同,考虑的角度不一样而已。"医生"不要自己当,切不可自作主张买药吃,是说作为患者,缺少医学知识,不能不懂装懂,自作主张买药治病,这样很容易耽误病情,引发严重的后果。而"最好的医生是你自己",是告诉我们应学会关爱自身的健康,平时注意养生,提高身体素质,以预防疾病的发生,如有身体不适,一定要及时检查,把病患扼杀在萌芽期。

钟南山院士为什么说最好的医生是你自己呢?目前人们工作生活压力不断增加,尤其是 40 岁左右的白领人群,他们的工作压力明显高于其他人群,但他们认为自身正是精力充沛的年龄,于是不顾自己的身体,拼命工作,透支健康。钟南山院士说:"不少人 40 岁前以命搏钱,40 岁后以钱买命,我们在医院常常接触到这种人,体会颇为深刻。"

"生命有限,健康无价,健康是条单行线,只能进不能退,人应该学会关爱自身的健康。"钟南山院士引用了不少调查数据和生活实例进行演说。他提到世界卫生组织定义的健康是指全面的健康，即身体健康、心理健康、社会适应性良好和道德高尚，这已被越来越多的人所认同。但有不少人仍然只是关注身体健康而忽略了其他部分，从而形成了亚健康人群。

钟南山院士表示，在决定人的健康程度因素中，遗传因素和环境因素只占 15% 和 17%，医疗条件占 8%，而生活态度、生活方式占了 60%。合理膳食、适量运动、戒烟限酒、心理平衡、充足睡眠是人体健康的基石，其中心理平衡最为重要。"养生第一要义就是心理平衡，这是最重要也最难做到的一点。人们往往被忧虑、惧怕、贪求、怯懦、嫉妒和憎恨等不良情绪困扰。"他还指出，科学研究显示，情绪低落时人体的抗癌功能会衰退 20% 以上。

"要做到心理平衡，先要有一个明确的生活目标，并执著地去追求。调查显示，有明确生活目标的人的长寿几率相对要高。但这个目标不能太苛求，以至于以牺牲自己的健康为代价。""若想身心松，三乐在其中，即知足常乐、自得其乐、助人为乐。"

"早防早治"也是钟南山院士向大家介绍的一个关键词。钟南山院士说："要提高警惕，对高脂血症、冠心病、糖尿病、高血压、脂肪肝、失眠、便秘等常见病做到早发现、早治疗，如有身体不适，一定要及时检查，把病患扼杀在萌芽期，最好的医生是你自己。"

02 什么是不良的生活方式？改变不良的生活方式指的是什么？

咨询：我近段时间时常失眠，听说生活没规律、晚饭过饱等不良的生活方式容易引起失眠，我想进一步了解一下，请问什么是不良的生活方式？改变不良的生活方式指的是什么？

解答：确实像您所听说的那样，生活没规律、晚饭吃的过饱等不良的生活方式容易引起失眠，改变不良的生活方式，保持规律化的生活起居，是预防和调养失眠的重要方法。

这里所说的不良的生活方式，是指人们日常生活中，与失眠、便秘、高血压、冠心病、糖尿病、高脂血症等疾病发生有关的不良的生活习惯，主要指饮食不科学、不坚持适当运动、过量饮酒、吸烟、生活起居没有规律、工作压力大以及精神紧张等。

改变不良的生活方式是指将不良的生活方式改变为健康的生活方式，除保持规律化的生活起居外，健康的生活方式的基本内容还包括合理膳食、适量运动、戒烟限酒、心理平衡等。所谓合理膳食即按照科学的方法安排饮食；适量运动是指根据自身的情况坚持参加适合自己的运动锻炼；戒烟限酒即不吸烟和限制饮酒的量；心理平衡则是指保持良好的心态。

为了便于理解和记忆，在保持规律化生活起居的基础上，改变不良生活方式的内容还可以更具体化为以下几句话，大家应当牢牢记住，并每天在日常生活中给予实现。这几句话是不吸烟，管好嘴，迈开腿，好心态，饭吃八成饱，日行万步路。如果将这几句话与上面的"戒烟限酒、适量运动、合理膳食、心理平衡"对应起来，就是"不吸烟——戒烟限酒""管好嘴——合理膳食""迈开腿——适量运动""好心态——心理平衡"。"管好嘴"的基本要求是"饭吃八成饱""迈开腿"的基本要求是"日行万步路"。

03 如何选择合适的枕头？

咨询：我今年44岁，患失眠已近半年，目前正在服用中药汤剂调治，我知道选择合适的枕头对失眠患者来说十分重要，但不清楚如何选择，麻烦您告诉我如何选择合适的枕头？

解答：选择合适的枕头对失眠患者来说确实十分重要。睡觉离不开枕头，枕头是人们日常生活中的必需品，使用枕头的目的更多的是为了舒适安逸，有利于进入梦乡，不过从医学的角度来讲，枕头与人类的健康有着千丝万缕的联系，枕头是人们生理上的一种需求。适宜的枕头有利于全身放松，保护颈部和大脑，促进和改善睡眠。枕头的选择不仅要讲究高低，其硬度、形状、大小等也要符合生理要求。

（1）高低合适：人们常说"高枕无忧"，然而从医学的角度来讲高枕并非无忧，枕头过高既不利于睡眠也不利于健康。如果枕头过高会使颈部肌肉、韧带长时间处于紧张状态，引起颈肩部麻木酸胀，出现头晕头痛等症状，诱发失眠、颈椎病等，因此失眠患者、颈椎病患者也罢，健康人也好，都不应使用高枕睡眠。既然高枕睡眠不符合生理要求，那么是不是可以选用低枕，甚至是不枕枕头？其实任何失之偏颇的方法都是不可取的，如果枕头过低，也会使头颈部处于长期过度后仰状态，不利于脑部静脉血液回流到心脏，易使人头晕脑胀甚至头痛，出现颈部肌肉、韧带劳损等，不仅影响睡眠，也容易诱发多种疾病，一味地强调低枕睡眠也同样是不可取的。通常认为正常人仰卧位枕高12厘米左右，约与个人拳头等高，侧卧与肩等高较为合适。

（2）长宽适当：枕头太长占用空间较大，给睡眠带来诸多不便，枕头过短又容易在睡眠翻身时"失枕"，所以枕头的长短应适当。枕头的长度一般应超过自己肩宽10~16厘米，够头部在睡眠时翻一个身的位置为宜，其枕头长度应在60~70厘米之间。同时，枕头不宜过宽，以20~30厘米为宜，过宽容易使头颈部关节、肌肉紧张，不仅致使颈项肩背部酸沉疼痛不适，影响睡眠，还诱发颈部病、肩周炎等诸多疾病。

（3）软硬适中：枕头的软硬度宜适中，稍有弹性为好。枕头太硬头颈部与枕头接触的相对压力增大，可引起头部不适；枕头太软则难以维持正常高度，使头颈部得不到一定支撑而疲劳。枕头的弹性也不宜过大，否则头部会因不断受到外部弹力的作用而产生肌肉的疲劳和损伤。通常枕芯多选用荞麦皮、谷皮、稻壳等，其软硬适宜，略有弹性，有可塑性，质地柔软，透气性也好，对睡眠和健康都有好处。为了提高防病治病效果也可选用一些天然药物作为填充料，具体应用哪一种填充料，可根据当地物产情况和家庭经济条件而定。

04 什么样的床睡得比较舒适？

咨询： 我患失眠已经很长一段时间了，每天晚上是辗转反侧，难以入睡，我知道为了睡得舒服、睡得安稳要选用合适的床铺，我准备更换一张床，请问什么样的床睡得比较舒适？

解答： 床是睡眠的场所，人如果想得到良好的睡眠，床当然很重要。从木板床、棕床、藤床、弹簧床，再到气垫床、水床，人类的床越来越高级，也越来越舒适，其目的只有一个，就是为了睡得舒服、睡得安稳。

床的高度以略高于就寝者的膝盖为宜，即一般在 40~50 厘米，这种高度便于上下床。床如果过高，使人容易产生紧张而影响睡眠；床如果过低则容易受潮，使人感到不舒适。床铺面积要稍大些，便于翻身，有利于气血流通，舒展筋骨，一般单人床宽 90 厘米，双人床宽 150 厘米，长度一般以 200 厘米为宜，对于少数身高在 185 厘米以上者，床的长度应为身高加上 20~30 厘米，这样才能放下枕头并使两脚展开。床面要有较好的透气性，软硬适中，符合机体各部的生物力学要求，使肌肉不易产生疲劳。床铺过软或过硬均不适宜，过软会造成脊柱周围韧带和关节的负荷增加，肌肉被动紧张，久之则能引起腰背酸痛；床铺过硬会增加肌肉压力，引起骨骼疼痛，而难以安眠，周身酸痛易醒。

床铺的选择常与居住地区的气候、温度、湿度、个人生活习惯、经济条件等密切相关，棕绷床、席梦思床垫、火炕、木板床以及气垫床、沙床、水床各具特点，人们可根据自己的情况选择应用。棕绷床透气性好、柔软、富有弹性，但随着使用时间的延长，棕绳逐渐松弛，弹性减弱，因此每隔 3~5 年就应重新更换棕绳，以增强弹性。席梦思床垫可根据机体各部位负荷的不同和机体的曲线特点，选用多种规格的弹簧进行合理排列，不仅可起到维持机体生理曲线的作用，还有很好的透气性，用之较为舒适，是现今人们最普遍使用的床铺。火炕是我国北方农村常用的床铺，炕烧热后，不仅可以抗寒冷，而且有热疗效果，对肌肉、关节的痉挛疼痛有放松和缓解作用，可谓舒适温暖、防病。木板床使用也较多，但其透气性稍差。气垫床、沙床、水床采用在床垫内通过气体、沙、水的流动而不断调整患者躯体负重点的方法，使之符合生物力学要求，但其价格昂贵，一般较少应用。

05 什么样的被子有益于睡眠？

咨询： 我今年 28 岁，不知为什么近段时间晚上总是失眠，想了好多办法，都不太管用，听说适宜的被子有益于睡眠，我想更换一下，请问**什么样的被子有益于睡眠？**

解答： 被子是睡眠的必需品，适宜的被子确实有益于睡眠，对调治失眠也大有帮助。就选择被子而言，一般应注意以下几点。

（1）被里宜选用柔软的面料，如棉布、细麻布等，不宜用腈纶、尼龙、的确良等易起静电的化纤品，亦不宜使用过于粗糙以及含毛过多的织物。

（2）被子要有较好的保暖性，盖被子的目的在于御寒保暖，被子的内容物以选用棉花、丝棉以及羽绒为最好，腈纶棉次之。丝棉以新的最好，不宜使用超过 3 年的。陈旧棉絮既沉且冷，易积湿气，不利于养生，所以尽量不用。被子宜轻不宜重，重则压迫胸腹四肢，使气血运行不畅，心中烦闷，易生惊梦，不利于睡眠。

（3）被子宜宽大，《老老恒言》中说："被取暖气不漏，故必宽大，使两边可折。"被子宽大则使用舒适，有利于翻身和转侧，对保持良好的睡眠十分必要。

此外，还应注意随季节的变化而选择不同的被子，秋冬季天气寒冷，宜选用较为保暖的被子，春夏季天气较热，则适宜选用夹被及毛巾被等。总之，选用被子应以大小合适、温暖舒适以及质量相对较轻者为佳。

06 怎样创造良好的居住环境？

咨询： 我是失眠患者，我知道居住环境的好坏直接影响人们的情绪和睡眠质量，为了改善睡眠，有利于失眠的治疗康复，需要创造良好的居住环境，请问**怎样创造良好的居住环境？**

解答： 居住环境是影响人类睡眠的一个重要因素，很难想象在喧闹、肮脏的环境中，人能很快地进入梦乡。居住环境的好坏直接影响人们的情绪、睡眠质量，营造良好的居住环境是改善睡眠质量、预防失眠发生的第一步。为了帮助人们改善睡眠，预防失眠发生，有利于失眠者的康复，必须创造一个相对安静、舒适、整洁、美观、幽雅的居住环境。

睡眠环境的安静与否，可以影响人们的正常睡眠。良好的睡眠环境首先要室内安静，减少噪声，噪声过大可给人带来烦恼和精神紧张，不利于睡眠。卧室的陈设装饰以简洁、实用、整齐为原则，避免拥挤杂乱，应留有一定的空间，以减少压抑、烦闷的感觉，室内墙壁的颜色以用浅淡、调和的颜色为好，给人以舒适、柔和、宁静的感觉。室内光线要柔和，睡觉时切忌明灯高照，因为光线太强容易使人兴奋，难以入睡，如果长期开灯睡觉，身体内抑制新陈代谢的"生物钟"就会被扰乱，不仅会导致疾病的发生，更会影响睡眠。居室应通风良好，保持空气流通、新鲜，这样可使人心情舒畅，解除精神紧张。室内应保持合适的温度与湿度，室温一般应在 16~24℃，夏季可提高到 21~28℃，低于 10℃或高于 30℃，人们都有难以耐受的不良反应，气温较低时会出现畏寒、哆嗦、四肢发凉等，气温较高时则会出现闷热不适的感觉，均不利于睡眠；室内湿度以 50%~60% 为宜，冬季最好不低于 35%，夏季不大于 70%，湿度过高时可加强通风以降低湿度，湿度过低时可洒水喷雾，冬季可在室内烧开水让热气蒸发以提高室内湿度。

如果条件允许，应该花些时间去美化环境，要保持周围环境的整洁，庭院和居室可放置盆景或在庭院内种植花草，利用鲜花的颜色、形态及清香来美化环境，净化空气，使人们能够愉悦、兴奋，通过人体的感觉，调整和改善机体的各种功能，消除精神紧张，减轻疲劳，有助于改善睡眠和预防失眠。此外，还要注意"人和"，家人与四邻要和睦相处，切勿使人际关系紧张，这也是居住环境好坏的一个重要方面，是保持良好心情的重要因素，也是预防失眠的重要一环。

07 如何保持规律化的生活起居？

咨询： 我今年 49 岁，近段时间时常失眠，我知道保持规律化的生活起居对失眠患者来说十分重要，但具体应该怎么做不太清楚，麻烦您给我讲一讲如何保持规律化的生活起居？

解答：《内经》中说："起居有常，不妄劳作。"任何事物都有其自然规律，人体也有精密的生物钟，睡眠与苏醒，血糖的调节，激素的分泌，食物的消化吸收过程，以及体温、血压、脉搏等的变化，都受生物钟的影响。人的生活规律与生物钟同步才能使人体内环境协调，规律的生活制度有利于大脑皮质把生活当中建立起来的条件反射形成固定的动力定型，有利于神经系统和神经递质的传递，使大脑和体内各器官保持良好的功能和状态。

良好的生活习惯有助于脑神经细胞的兴奋与抑制平衡协调，有节奏地工作，合理的起居对预防失眠非常重要。有的人工作与休息的时间不分，饮食与睡眠的时间不定，他们在晚上或午间休息时继续工作或学习，该进行休闲娱乐活动时又觉得不习惯，或没有兴趣而不参加，有的人通宵达旦地娱乐而妨碍正常的睡眠，也有的人要么不睡觉而一睡就是睡一天甚至更长的时间，如此长期的生活无规律，必然会出现头晕乏力、记忆力减退、工作能力下降，久而久之难免不出现失眠。为了改善睡眠和预防失眠，在日常生活中一定要做到生活有规律，科学地安排每一天的生活，养成起居定时，生活、学习、工作有规律的习惯，每天按时睡觉，按时起床，并制定出生活时间表，不要因工作、社交活动、家庭琐事或娱乐破坏正常的作息时间。

早晨起床后最好到室外活动，多呼吸新鲜空气。工作与休息要交替进行，做到劳逸结合，应避免过于劳累，避免久坐、久立、久行和久卧，体力劳动后应注意充分休息，脑力劳动后应注意精神放松。"胃不和则卧不安"，饮食不当也影响正常睡眠，要做到饮食有节制，"早饭吃好，午饭吃饱，晚饭吃少"，避免过饥过饱，晚饭要忌过饱，以免影响睡眠。要限制食盐的摄入量，多吃水果、蔬菜，多喝牛奶，少吃肥腻之品。晚上不宜看惊险小说、电视及竞争激烈的体育比赛转播。晚睡前切勿饮浓茶、咖啡或刺激性饮料，可到室外活动 10~20 分钟，放松一下，用温水泡脚，做几节保健按摩操，以利正常睡眠。

08 饮食疗法能调养失眠吗？

咨询： 我今年 28 岁，近段时间饮酒和吃辣椒较多，半月来晚上睡觉总是失眠，昨天到医院咨询，医生说可能是饮食不当引起的，让我注意饮食调理，请问饮食疗法能调养失眠吗？

解答： 饮食不当是引发失眠的重要原因之一，饮食疗法确实能调养失眠。饮食疗法又称"食物疗法"，简称"食疗"，它是通过改善饮食习惯，调整饮食结构，采用具有治疗作用的某些食物（疗效食品）或适当配合中药（即药膳），来达到治疗疾病、促进健康、增强体质目的的一种防病治病方法。

人们常说"民以食为天"，粮油米面，瓜果蔬菜，盐酱醋茶，我们每天都要与之打交道。饮食在人类生活中占有非常重要的地位，食物是人体生命活动的物质基础，可改善人体各器官的功能，维持正常的生理平衡，调整有病的机体。我国自古以来就有"药食同源"之说，中医学十分重视饮食调养，早在《黄帝内经》中就有"五谷为养，五果为助，五畜为益，五菜为充"的记载，提出合理的配膳内容有利人体的健康。唐代伟大的医学家孙思邈在《千金方》中说："凡欲治疗，先以食疗，既食疗不愈，后乃用药尔。"清代医家王孟英也说："以食物作药物，性最平和，味不恶劣，易办易服。"希腊著名医生希波格检库也曾强调指出："营养适宜，治疗彻底"，"食物药物应互为替补。"这些都说明了饮食调养对人体的健康、疾病的治疗具有特别重要的作用。食疗可以排内邪，安脏腑，清神志，资血气。了解食物的基本营养成分和性味作用，用食平疴，怡情遣病，是自我疗养中最高明的"医道"。

"胃不和则卧不安"，失眠的发生与饮食不当密切相关，饮食疗法是调养失眠的重要方法之一。饮食疗法有治疗效果而无明显不良反应，并且取材方便，经济实用，容易被人们所接受，失眠者根据病情的需要选择适宜的饮食进行调理，可调整脏腑功能，促使阴平阳秘，改善睡眠，消除失眠者头晕头痛、心烦急躁、神疲乏力等自觉症状，促进失眠逐渐康复，所以失眠者应重视饮食调养，注意选用饮食药膳进行调理。

09 失眠患者的饮食如何因人、因时、因地而异？

咨询：我是失眠患者，知道合理的饮食能调养失眠，听说失眠患者的饮食要因人、因时、因地而异，想进一步了解一下，麻烦您告诉我失眠患者的饮食如何因人、因时、因地而异？

解答：失眠患者由于性别、年龄、体质不同，所处的地理环境各异，加之病情不同、饮食习惯和嗜好也不一样，所以不同失眠患者的饮食应因人、因时、因地而异，原则上是根据失眠患者的具体情况，选择适宜的食物。

人的体质有阴、阳、强、弱的不同，如阴虚的人形体偏瘦，舌质偏红且瘦而干，易于"上火"，情绪易激动，饮食应当以清淡为宜，忌食辛辣火燥之品；而阳虚的人则相对较丰腴，肌肉松弛，舌体胖大而质淡，饮食应偏重甘而温，而不宜寒凉。另外，由于年龄不同，生理状况的差异，故而食疗也有区别。老年人组织器官与生理功能逐渐衰退，应注意补益，但不可太过，否则会适得其反，饮食应当清淡可口，荤素搭配，以素为主，同时烹调要细、软、烂、熟，宜少食多餐。青少年由于生长发育快，应保证食物营养充足、合理多样、富含蛋白质和维生素，忌偏食挑食。

因时而异是适应四季气候的变化，选择相宜食物，但并不排斥其他一般性常用食品。一年中有春夏秋冬四季，节气时令、温度、湿度等是有差别的，失眠患者在不同季节吃什么、怎样吃也应随时令而有区别。如春夏季节应注意饮食有利于阳气保养，而秋冬季节饮食要有利于阴气维护才有助于养生。春天宜多食小白菜、油菜、胡萝卜、芹菜、菠菜等；夏季以甘寒清凉为宜，适当添加清淡、祛暑的食物，如黄瓜、苦瓜、绿豆、赤小豆、薏苡仁、丝瓜等；秋季食物可适当多吃荸荠、百合、甘蔗等；冬季食品则宜多吃红枣、核桃仁、羊肉等。

我国地域辽阔，地理环境多样，尤其风俗各异，饮食习惯也相差很大，因地而异则有利于疾病的治疗和身体的康复。如西北地区多高原，气温低且干燥，故食物宜偏湿润，而南方地区气温偏高、多雨、潮湿，所以食物宜偏辛燥。当然有些地区还有特别的饮食习惯，如四川人爱食麻辣，上海、苏州、无锡人爱食甜食，山东人爱吃大葱等，地区性嗜好应当注意，但不能与治病养生的食疗混为一谈。

10 失眠患者能选用保健补品吗？

咨询：我近段时间总是失眠，昨天女儿给我购买了具有安神作用的保健补品，让我服用一段时间，我有点不放心，因为有人说保健补品不能乱用，请问**失眠患者能选用保健补品吗？**

解答：这里首先告诉您，保健补品确实不能乱用。保健补品用之得当确可促进病体的康复，但病有当补与不当补之分，同时保健补品还有补阴补阳、补气补血等不同，保健补品不可滥用、过服，有的患者以为保健补品有益无损，多多益善，但往往适得其反，要根据患者的具体情况有目的、有针对性地选用保健补品，切不可不加分析地乱用。

失眠患者能否选用保健补品？在众多的保健补品中，哪些适合失眠患者食用，这是失眠患者较为关心的问题。大凡具有清热养阴、清泻心火、镇静安神、养血清脑、宁心助眠功能，能改善睡眠，消除心烦急躁、失眠多梦等症状的保健品，对失眠是有利的，可以选用，只有少数保健补品具有滋补温阳作用，不仅容易腻胃，还影响失眠的治疗和康复，这些保健补品失眠患者不宜服用。"补"的目的除立足于补充人体必需的营养成分外，还应包括调整人体脏器功能及物质代谢平衡，所以对失眠患者来说，凡能补虚扶正、益气养阴、清热平肝、养心安神、镇静助眠，促使阴阳平衡，对失眠有预防治疗作用的药物和食物均有一定补益作用。百合、桂圆、蜂蜜、牛奶、核桃仁等具有益气养阴、养心安神、改善睡眠之功效，对失眠有较好的预防治疗作用，称得上失眠患者的"补药"。

失眠患者多数有心火旺的情况存在，一般而言是忌用具有温补作用的保健补品的，以免适得其反。对于体质虚弱的失眠患者，如出现心胆气虚、心脾两虚、阴虚火旺等病理机制者，可按中医辨证论治的原则选用保健补品，不过要注意去伪存真，不能光听广告，一定要在医生的指导下选用保健补品。比如人参虽是名贵的补品，但并非每个人都可以用，气虚者可以适当选用，阳热炽盛者则忌用人参；甲鱼具有滋补阴津的功效，适宜于肝肾阴虚之患者，阳虚患者不宜应用。

趋补厌攻是病家的一大通病，常常干扰病变的进程而导致误治。徐灵胎在《医学源流论·人参》中针对当时喜补厌攻的风气，一针见血地指出滥用人参的害处，一般人只知道人参的滋补之功，而不知人参有"杀身破家"之害。病者吃人参致死"可以无恨"，而医家视其为"邀功避罪之圣药"。殊不知"人参一用，凡病之有邪者即死，其不得死者，终身不得愈"。保健品只能说是对某些病证有保健作用，能够包治百病的保健品是没有的，辨证论治是中医的特色和优势，选用保健补品当以辨证为基础，我们要切记。

11 喝牛奶能帮助睡眠吗？

咨询： 我近段时间晚上睡觉总是辗转反侧，难以入睡，我爱人听说坚持喝牛奶能调养失眠，就购买了两箱，准备让我喝一段时间试试，我不太相信，我想知道**喝牛奶能帮助睡眠吗**？

解答： 坚持喝牛奶确实能调养失眠。牛奶又称牛乳，为牛科动物黄牛或水牛的乳汁。中医认为牛奶味甘，性平，具有补虚损，益肺气，润皮肤，解毒热，润肠通便等功效，是病后康复及虚弱劳损患者最常用的营养保健饮品。

自古以来，牛奶就是补虚滋养的佳品，《日华子本草》还认为它有"养心"的功能。牛奶含有丰富的蛋白质、钙质，特别是牛奶中的钙与蛋白质是结合在一起的，两者极易被人体吸收，是最好的高蛋白、高钙、低胆固醇食品，可作为补充蛋白质和钙的良好来源。同时牛奶还含有维生素 B_2、维生素 B_1、维生素 A、叶酸、糖类、烟酸、铁、镁、钾、磷等成分，能全面提供人体需要的营养素、热能，提高机体的免疫功能，常喝牛奶可以延缓衰老、预防疾病、增强体质。由于我国许多地区的饮食结构仍呈低蛋白、低钙型，因此提倡多饮牛奶有利于改变饮食构成的不合理状况，对提高人民健康水平有重要意义。

牛奶是人们病后康复及虚弱劳损患者物美价廉的保健饮品，对于失眠患者来说，常饮牛奶可帮助睡眠，改善睡眠状态，增强记忆，消除头晕乏力、心烦急躁等自觉症状，所以失眠患者宜常喝牛奶。当然，牛奶的饮用宜适量，决不能无限制的大量摄入，过量食入患者不仅不能完全吸收，还可导致腹胀腹泻等，反而对身体不利。

12 食用蜂蜜能帮助睡眠吗?

咨询：我患失眠已有一段时间了，正在服用解郁丸治疗，效果不错，昨天听朋友说蜂蜜能帮助睡眠，我有点心动，准备食用一段时间试一试，请您告诉我食用蜂蜜能帮助睡眠吗?

解答：要了解食用蜂蜜能不能帮助睡眠，还得从蜂蜜的作用谈起。蜂蜜也称蜂糖，是由蜜蜂采集花粉酿制而成。中医认为蜂蜜味甘，性平，具有滋养补中，润肺止咳，清热解毒，健脾益胃，养血护肝，润肠通便，缓急止痛，益寿养颜，强壮身体等作用，是男女老幼皆宜的优良食品和良药。

蜂蜜是大自然赠予人们的奇异礼物，它不仅味道甜美，营养丰富，而且是治疗多种疾病的良药，被誉为"健康之友"。据测定，蜂蜜中含有 60 多种有机和无机成分，主要成分是糖类，其中果糖占 39%，葡萄糖占 34%，蔗糖占 8%，其次是蛋白质、糊精、脂肪、多种有机酸、酶类和维生素，故是滋补上品。现代研究表明，常吃蜂蜜可促进人体组织的新陈代谢，调整胃肠功能，增进食欲，改善血液循环，恢复体力，消除疲劳，增强记忆，润肺止咳，防止大便秘结，改善睡眠。因此，蜂蜜对体质虚弱者及高血压、冠心病、神经衰弱、慢性支气管炎、支气管哮喘、贫血、失眠、便秘、慢性胃炎、消化性溃疡等慢性病患者都是非常有益的，失眠患者适当食用蜂蜜确实能帮助睡眠。

由于蜂蜜含有的多种氨基酸、维生素及其他营养物质在高温，如加热到97℃以上时，其中营养素几乎全被破坏，所以食用蜂蜜不能煮沸，也不宜用沸水冲服，最好用低于60℃的温开水冲服，或拌入温牛奶、豆浆、稀粥中服用。另外，食用蜂蜜要注意不吃生蜜，尤其是夏季产的生蜜，因为夏季野花众多，蜜蜂采了部分有毒野生植物的花粉，所酿的蜂蜜可引起中毒，夏季酿蜜需经化验加工后方可食用。

13 如何用莲子制成食疗方调养失眠？

咨询： 我近段时间总是失眠，我知道莲子具有安神作用，以莲子为主要用料制成的食疗方能调养失眠，想试一试，但不清楚如何配制，我想知道**如何用莲子制成食疗方调养失眠？**

解答： 莲子具有安神作用，以莲子为主要用料制成的食疗方确实能够调养失眠。下面给您简单介绍一下莲子的作用，以及以莲子为主要用料制成的适宜于调理失眠的食疗方，希望对您有所帮助。

莲子为睡莲科多年生水生草本植物莲的成熟种子。中医认为其味甘、涩，性平，具有补脾养心、益肾固精之功效，多食莲子对脾虚腹泻、头晕肢麻、阳痿遗精、虚烦失眠、心悸健忘以及带下病、腰腿酸痛等有一定的调理作用，也是失眠患者的保健食品，尤其适宜于心脾两虚型、心肾不交型、心胆气虚型等虚损性失眠患者食用。

现代研究表明，莲子含有大量的淀粉、棉子糖以及蛋白质、脂肪、钙、磷、铁等营养成分，能改善脑细胞功能，具有镇静、降压、安神等多种作用，是失眠、心悸、健忘、神经衰弱、高血压、腰腿痛等多种慢性病患者的疗效食品。日常生活中以莲子为主要原料制成的食疗方较多，下面介绍几种适宜于调理失眠者，以供选用。

（1）莲子粉粥

原料：莲子粉 20 克（将莲子煮熟晒干，除壳磨成粉，每次取 20 克），大米 60 克。

制作：将大米放入锅中，加入清水适量，武火煮沸后，改用文火熬煮成稀粥，待粥将成时，入莲子粉，再稍煮片刻即成。

用法：每日 1 剂，早晚分食。

功效：益肝肾，补心脾，养心神。

适应证：心脾两虚、心胆气虚、心血不足引起的失眠健忘、心悸乏力等。

（2）远志莲子粥

原料：远志 30 克，莲子 15 克，大米 50 克。

制作：将远志浸泡去心、皮烘干，与莲子一同研为细粉。把淘洗干净的大米放入锅中，加入清水 500 毫升，用武火煮沸后，改用文火熬煮成稀粥，待粥将成时，入远志、莲子粉，再稍煮片刻即成。

用法：每日1剂，早晚分食。

功效：益智安神，固肾益精，补脾养心。

适应证：心脾两虚、心胆气虚、心血不足、气血亏虚等体质虚弱所致的失眠健忘、心悸怔忡等。

（3）枣莲绿豆粥

原料：大米、白糖各100克，绿豆、莲子各20克，大枣30克。

制作：将大米与绿豆分别淘洗干净，一同放入锅中，加入清水适量，用武火煮沸后，加入洗净的大枣、莲子，改用文火再煮30分钟，至大米、莲子和绿豆酥烂粥将成时，调入白糖，再稍煮片刻即成。

用法：每日1剂，早晚分食。

功效：补益心脾，宁心安神。

适应证：心脾两虚、心胆气虚之失眠、心烦、心悸。

（4）冰糖莲子汤

原料：水发莲子100克，冰糖60克，山楂糕50克。

制作：将山楂糕切成丁，水发莲子、冰糖一同放入锅中，加清水适量煮沸，待莲子煮熟浮在水面时，倒入汤盘内，撒上山楂糕丁即成。

用法：每日1剂，分早晚佐餐食用。

功效：补脾肾，养阴血，宁心神。

适应证：心脾两虚、心胆气虚、心肾不交之失眠。

（5）猪肉莲子芡实汤

原料：猪肉200克，莲子肉、芡实肉各50克，食盐适量。

制作：将猪肉洗净切成小块，与莲子肉及芡实肉一同放入锅中，加入清水适量，武火煮沸后，改用文火煨汤，至猪肉熟烂汤成，加食盐调味即可。

用法：不拘时随意食用。

功效：健脾补肾，宁心安神。

适应证：心烦失眠，心悸多梦，肾虚腰膝酸痛，梦遗滑精，夜尿频多，大便溏泄等。

14 如何用桂圆肉制成食疗方调养失眠？

咨询：我患有失眠，知道以桂圆肉为主要用料制成的食疗方能调养失眠，准备食用一段时间，但还不清楚如何配制食疗方，麻烦您给我讲一讲如何用桂圆肉制成食疗方调养失眠？

解答：桂圆肉又称龙眼肉，为无患子科常绿乔木植物龙眼的假种皮。中医认为其味甘，性平，具有益脾开胃、养血安神、补虚增智之功效。适用于思虑过度及心脾两虚、气血不足所致的惊悸怔忡、失眠健忘、食少体倦、头晕目眩、便血崩漏等，也是失眠患者不可多得的保健食品，以桂圆肉为主要用料制成的食疗方确实能调养失眠。

清代名医王士雄称桂圆为"果中神品，老弱宜之"。现代研究表明，每百克果肉中含糖 17 克，蛋白质 15 克，还含有磷 118 毫克，钙 30 毫克，铁 4.4 毫克，以及较丰富的维生素 C 和

B族维生素等，其营养成分确实非一般果品可比。桂圆用于安神助眠可以单食，也可以配制成各种药膳食用，如浸酒制成桂圆酒，煮粥制成桂圆粥，炖汤制成桂圆汤等。用桂圆肉、莲子、芡实各适量炖汤，于睡前服食，治疗失眠、健忘有良好的效果；每次取桂圆15~30克，加水煎汤，临睡前饮用，对改善神经衰弱患者的睡眠有明显疗效。

失眠患者，尤其是体质虚弱之失眠患者，宜多吃常吃桂圆肉。以桂圆肉为主料制成的调理失眠的食疗方有很多，除上面所说的食疗方外，以下几种也较常用。

（1）四元汤

原料：莲子、桂圆肉、大枣、百合各15克。

制作：将莲子、桂圆肉、大枣、百合分别洗净，一同放入锅中，加入清水适量，武火煮沸后，改用文火炖20~30分钟即可。

用法：每日两次，食桂圆、莲子、大枣、百合，并饮汤。

功效：养心宁神，益气补虚，缓解疲劳，改善睡眠。

适应证：心脾两虚、心胆气虚、心血不足等体质虚弱所致的失眠健忘、心悸怔忡、头晕耳鸣等。

（2）桂圆鸡丁

原料：鸡脯肉200克，桂圆肉20克，小白菜30克，鸡蛋2个，精制植物油50克，食盐、白糖、酱油、味精、黄酒、胡椒粉、葱花、生姜片、蒜苗段、鲜汤、湿淀粉各适量。

制作：将桂圆肉、小白菜分别洗净；取一小碗，加入白糖、酱油、味精、鲜汤、胡椒粉、湿淀粉，调成汁；鸡脯肉用刀背捶松，切成1.5厘米见方的小丁，放在碗中，加食盐和湿淀粉拌匀。炒锅置火上，放入精制植物油烧热，倒入桂圆肉、鸡丁快速炒至鸡肉发白、质干，加入黄酒、葱花、生姜片、蒜苗段，炒匀后加入调味汁，再放入在油锅中滑过的小白菜，稍炒即成。

用法：佐餐食用。

功效：补脾益肾，养心安神。

适应证：神经衰弱、失眠健忘、血虚心悸、脾虚泄泻等。

（3）栗子桂圆粥

原料：栗子 10 个，桂圆肉 15 克，大米 75 克。

制作：将栗子去壳洗净，切成碎块，与淘洗干净的大米一同放入锅中，加入清水适量，武火煮沸后，改用文火慢煮，待粥将成时，放入桂圆肉，再稍煮即可。

用法：每日 1 次，早餐服食。

功效：补肝肾，益脾胃，强筋骨，养阴血，安心神。

适应证：心脾两虚、心胆气虚、心血不足、心肾不交等体质虚弱所致的失眠。

（4）桂圆芡实酸枣粥

原料：桂圆肉、芡实各 20 克，酸枣仁 15 克，大米 100 克，蜂蜜 30 毫升。

制作：将芡实、酸枣仁一同放入沙锅中，加入清水适量，水煎去渣取汁。再将药汁与桂圆肉、淘洗干净的大米一同放入锅中，加清水适量，共煮成粥，食用时调入蜂蜜即可。

用法：每日 2 次，分早、晚温热服食。

功效：补肝肾，养阴血，安心神。

适应证：肝肾阴虚、心脾两虚、心胆气虚、心血不足引发的失眠健忘、心悸头晕等。

（5）小麦红枣桂圆粥

原料：小麦 50 克，红枣 5 枚，桂圆肉 15 克，白糖 20 克，大米 100 克。

制作：将小麦淘洗干净，加热水浸胀，倒入锅中，煮熟取汁水，再加入淘洗干净的大米、洗净去核的红枣和切碎的桂圆肉，用武火烧开后转用文火熬煮成稀粥，起锅时加入白糖，搅匀即成。

用法：每日 2~3 次，温热服食，连服 4~5 日为 1 个疗程。

功效：养心益肾，清热止汗，补益脾胃，除烦止渴。

适应证：肝肾阴虚、心脾两虚、心胆气虚、气血不足之失眠健忘、头晕耳鸣、妇女脏躁。

15 如何用核桃仁制成食疗方调养失眠？

咨询：自从患上失眠后，我特别留意有关饮食调养方面的知识，前天从报纸上看到用核桃仁制成食疗方能调养失眠，我想试一试，我要问的是如何用核桃仁制成食疗方调养失眠？

解答：核桃仁又名胡桃仁，是胡桃科植物胡桃的成熟果实，它含有丰富的营养素，是世界四大干果之一。中医认为核桃仁味甘，性温，具有补肾固精，温肺定喘，健脑益智，安补助眠，润肠通便之功效，是人们常用的保健食品，食用核桃仁及以其为主要原料制成的食疗方，确实能够改善睡眠，调养失眠。

日本有学者指出，核桃仁的外形很像人脑皮质表面的脑回沟，食核桃仁能调整脑细胞功能，令人聪明，改善睡眠。我国民间常用核桃仁配上黑芝麻、桑叶捣泥为丸，以治疗失眠、眩晕、健忘、便秘等。常吃核桃仁对防治动脉硬化、高血压、失眠、便秘、冠心病、中风及其后遗症、老年性痴呆等多种慢性病都有益处，是中老年人的优质食品，故有人把它称作"长寿果"。

核桃仁是调治失眠的食疗佳品，以核桃仁为主料制成的调理失眠的食疗方较多，常用的有下面几种。

（1）核桃麻桑丸

原料：核桃仁80克，黑芝麻100克，桑叶60克。

制作：将桑叶晒干、粉成细末，之后与淘洗干净的核桃仁、淘洗干净炒熟的黑芝麻一同捣烂为泥，制成小丸，装瓶备用。

用法：每次6克，每日2~3次，用温开水送服。

功效：补肝肾，养阴血，润肠道，安心神。

适应证：肝肾不足、阴血亏虚、心神失养所致的失眠、眩晕、健忘、便秘等。

（2）四仁安神糕

原料：核桃仁、柏子仁各15克，松子仁、酸枣仁各10克，糯米粉、粳米粉各50克。

制作：将核桃仁、柏子仁、松子仁、酸枣仁一同研为细末，混匀后与糯米粉、粳米粉一同放入盆中，加入清水适量，揉成8个粉团，用模具压制成方糕，置蒸笼中蒸熟即成。

用法：每次4块，每日2次，趁热吃下。

功效：滋补肝肾，定喘安神。

适应证：肝肾阴虚、心脾两虚、心胆气虚之失眠，对伴有咳喘者尤为适宜。

（3）红糖拌核桃仁

原料：核桃 8 个，红糖适量。

制作：将核桃放火上烤熟去壳，取核桃仁，压碎后与红糖拌匀即可。

用法：每日 1 剂，分早、晚用开水冲服。

功效：补益肝肾，养血宁心，润肠通便。

适应证：肝肾不足、心血失养之失眠，对伴有贫血、便秘者尤为适宜。

（4）核桃仁芡实粥

原料：核桃仁 20 克，芡实 30 克，红枣 10 枚，大米 50 克。

制作：将核桃仁、红枣（去核）及芡实分别洗净研碎，之后与大米一同放入锅中，加入清水适量，共煮成稀粥即可。

用法：每日 1 剂，分早晚 2 次温服之。

功效：补益肺脾肾，镇静养心神。

适应证：肝肾不足、心脾两虚、心胆气虚等虚性失眠。

（5）桃仁健脑粥

原料：百合 10 克，黑芝麻 20 克，核桃仁 25 克，大米 100 克。

制作：将百合洗净，大米、黑芝麻淘洗干净，之后与核桃仁一同放入锅中，加入清水适量，文火煮粥即可。

用法：每日 2 次，分早、晚温热服食。

功效：补肾养肝，健脑安神。

适应证：肝肾不足、心脾两虚、心胆气虚等虚性失眠，对伴有便秘者尤为适宜。

16 用于调养失眠的食疗单方有哪些?

咨询： 我今年 35 岁，不知为什么近段时间晚上睡觉总是失眠，听说有很多食疗单方能调养失眠，我想试一试，请您告诉我用于调养失眠的食疗单方有哪些？

解答： 饮食调养是改善睡眠的重要方法之一，确实有很多食疗单方能调养失眠，下面给您介绍几种，供您选用。

〔食疗方一〕

原料：小米 100 克。

用法：将小米淘洗干净，放入锅中，加入清水适量，武火煮沸后，改用文火煮至米熟粥成即可。每日 2 次，早、晚食用。

适应证：阴虚内热之失眠心烦。

〔食疗方二〕

原料：大枣 5 枚，小米 100 克。

用法：将小米、大枣淘洗干净，一同放入锅中，加入清水适量，武火煮沸后，改用文火煮成稀粥即可。每日 2 次，早、晚餐食用。

适应证：气血不足、心失所养之失眠。

〔食疗方三〕

原料：水发海参 50 克，冰糖适量。

用法：将海参洗净放入锅中，加入清水适量，炖至海参熟烂后，入冰糖，再炖片刻即成。早饭前空腹食用。

适应证：肝肾阴虚型、心肾不交型失眠。

【食疗方四】

原料：百合 100 克，莲子 25 克。

用法：将百合、莲子淘洗干净，一同放入锅中，加入清水适量，武火煮沸后，改用文火煮至百合、莲子熟烂即成。每日2 次，早、晚餐食用。

适应证：虚火内扰之心烦失眠。

【食疗方五】

原料：西瓜适量。

用法：将西瓜洗切成片状，随意食用。

适应证：心火内炽、阴虚有热之失眠。

【食疗方六】

原料：茼蒿菜、菊花嫩苗各 100 克。

用法：将茼蒿菜、菊花嫩苗淘洗干净，一同放入锅中，加入清水适量，煮汤。每日2 次，分早、晚服用。

适应证：烦热头昏，睡眠不安。

【食疗方七】

原料：黄花菜 50 克，冰糖适量。

用法：将黄花菜浸泡软后，去头、洗净，放入锅中，加入清水适量，武火煮沸后，改用文火再煮 10 分钟，再加入冰糖，稍煮使冰糖溶化，搅匀即可。每日1 次，晚睡前1 小时服食。

适应证：阴虚内热之心烦失眠。

〈食疗方八〉

原料：睡莲根 30 克（鲜品加倍）。

用法：将睡莲根洗净，切成小块，放入锅中，加入清水适量，水煎去渣取汁。每日 1 次，晚上睡前服用。

适应证：虚烦失眠。

〈食疗方九〉

原料：生鸡子黄 1 枚。

用法：取开水一杯，兑入鸡子黄，搅匀备用。临睡前先用温水洗脚，然后乘热服下蛋黄汤。

适应证：失眠。

〈食疗方十〉

原料：海蜇皮 50 克，荸荠 100 克。

用法：将海蜇皮洗净，荸荠去皮洗净、切片，之后一同放入锅中，加入清水适量，文火煮汤。每日 2 次，食海蜇、荸荠并饮汤。

适应证：痰热内扰之失眠。

17 适宜于失眠患者服食的汤羹有哪些?

咨询: 我是失眠患者,平时就喜欢喝些汤或羹,昨天听说有些汤羹味道鲜美,并且具有食疗作用,很适合失眠患者服食,我准备试一试,请问适宜于失眠患者服食的汤羹有哪些?

解答: 确实像您听说的那样,有些汤羹,味道鲜美,并且具有食疗作用,很适合失眠患者服食,下面介绍一些,供您选用。

(1)磁石猪肾汤

原料:磁石50克,酸枣仁20克,猪肾2个,食盐、味精、葱花、生姜片、香油各适量。

制作:将磁石、酸枣仁一同放入沙锅中,水煎40分钟,去渣取汁,再把药汁与洗净去内膜、切成小块的猪肾一同放入锅中,加入食盐、葱花、生姜片和适量清水,文火慢炖,至猪肾熟烂,用香油、味精调味。

用法:每日1次,晚饭时食肉并饮汤。

功效:滋肾平肝,养心安神。

适应证:阴虚火旺型、心肾不交型、肝肾阴虚型失眠。

(2)乌龟百合汤

原料:乌龟肉250克,百合50克,大枣10枚,食盐适量。

制作：将乌龟肉洗净，切成小块，与洗净的百合、大枣一同放入沙锅中，加入清水适量，武火煮沸后，改用文火慢炖至乌龟肉熟烂，用食盐调味即可。

用法：食肉喝汤。

功效：滋阴清热，补虚养心，安神。

适应证：阴虚失眠。

（3）天麻甲鱼汤

原料：天麻18克，甲鱼400克，食盐、味精各适量。

制作：将甲鱼宰杀，去内脏洗净，与天麻一同放入锅中，武火煮沸后，改用文火慢炖，至甲鱼熟烂，加入食盐、味精，再煮3分钟即成。

用法：空腹食肉饮汤，每3日1次。

功效：滋阴养血，补肾健脑。

适应证：失眠。

（4）豆腐鱼头汤

原料：鲤鱼头1个，豆腐200克，芡实25克，芹菜少许，葱花、生姜片、食盐、麻油各适量。

制作：将鲤鱼头洗净，切成小块，放入锅中，加入葱花、生姜片及适量清水，武火煮沸后去泡沫，改用文火慢煮。芡实在热水中浸软去皮，放入鱼头汤锅中，加豆腐及食盐，淋上麻油，再放入少许洗净切碎的芹菜，稍煮片刻即成。

用法：佐餐食豆腐、鱼头肉并饮汤。

功效：滋养健脑。

适应证：神经衰弱失眠。

（5）夜交藤麦豆汤

原料：夜交藤20克，小麦（脱皮）60克，黑豆30克。

制作：将夜交藤洗净，水煎去渣取汁，将药汁和淘洗干净的黑豆、小麦一同放入锅中，再加清水适量，文火煮至小麦、黑豆熟烂即成。

用法：每日1剂，食小麦、黑豆，并饮汤。

功效：滋肾养肝，宁心安神。

适应证：各种失眠，对心肾不交型疗效尤好。

（6）红薯山药大枣羹

原料：红薯200克，山药150克，大枣10枚，山芋粉、红糖各适量。

制作：将红薯洗净，切成细粒状；山药洗净、去皮，切成薄片；大枣洗净。之后将红薯粒、山药片及大枣一同放入锅中，加入清水适量，煮至将成稠糊状时，捞出大枣核，调入山芋粉，加入红糖，边搅边调，继续用小火煨煮至成羹即成。

用法：每日2次，早晚分食之。

功效：益气健脾，养血宁心，宽肠通便。

适应证：各种失眠，对伴有便秘者尤为适宜。

18 适宜于失眠患者服食的药粥有哪些？

咨询：我近段时间晚上睡觉总是辗转反侧，难以入睡，听说有些药粥对改善睡眠大有好处，正好我喜欢喝粥，但不知哪些对失眠有好处，请问适宜于失眠患者服食的药粥有哪些？

解答： 喜欢喝粥是个好习惯，适宜于失眠患者服食的药粥有很多，下面给您介绍一些，供参考选用。

（1）茺蔚子粥

原料：茺蔚子 10 克，枸杞子 15 克，大米 100 克，白糖适量。

制作：将茺蔚子、枸杞子水煎去渣取汁，将药汁与淘洗干净的大米一同放入锅中，再加入清水适量，武火煮沸后，改用文火煮至米熟粥成，调入白糖即成。

用法：每日 2 次，分早、晚服食。

功效：滋肾养阴，平肝清火。

适应证：心肝火旺型、肝肾阴虚型失眠。

（2）桂圆莲子粥

原料：桂圆肉 15 克，莲子 20 克，大米 100 克，冰糖适量。

制作：将桂圆肉、莲子、大米分别淘洗干净，一同放入锅中，加入清水适量，武火煮沸后，改用文火煮至米熟粥成，调入冰糖即成。

用法：每日 2 次，分早晚温热服食。

功效：益气血，安心神。

适应证：心脾两虚型、心胆气虚型失眠。

（3）地黄枣仁粥

原料：生地、酸枣仁各 30 克，大米 100 克。

制作：将酸枣仁捣碎，与生地一同水煎去渣取汁，之后将药汁与淘洗干净的大米共煮成稀粥。

用法：每日 1~2 次，分早晚温热服食。

功效：滋肾水，清心火，安心神。

适应证：阴虚内热、心血不足之失眠，心悸，心烦。

（4）八宝鹌鹑蛋粥

原料：枸杞子、薏苡仁、扁豆、莲子、山药、桂圆肉、百合各10克，大枣6枚，鹌鹑蛋3个，大米100克，白糖适量。

制作：将枸杞子、薏苡仁、扁豆、莲子、山药、桂圆肉、百合、大枣分别淘洗干净，一同放入锅中，加入清水适量，先用文火煎煮30分钟，放入淘洗干净的大米，继续煮至米熟粥成，调入鹌鹑蛋液，再稍煮片刻即可。

用法：每日2次，早、晚食用。

功效：补益气血，养心安神。

适应证：体质虚弱、心悸失眠健忘者。

（5）远志猪心莲米粥

原料：远志30克，莲子20克，猪心1个，大米100克。

制作：将远志、莲子烘干，研为末，猪心洗净、切碎，然后与淘洗干净的大米一同放入锅中，加入清水适量，武火煮沸后，改用文火煮至米、肉熟烂，粥成。

用法：每日2次，早、晚食用。

功效：益肾养心，安神。

适应证：心肾不交型、心脾两虚型失眠。

（6）芝麻核桃桑叶粥

原料：黑芝麻、核桃仁各50克，桑叶30克，大米100克。

制作：将桑叶水煎去渣取汁，再把药汁与淘洗干净的大米、研碎的核桃仁及黑芝麻一同放入锅中，加入清水适量，武火煮沸后，改用文火煮粥，至米熟粥成即可。

用法：每日2次，分早、晚餐服食。

功效：滋补肝肾，益气养血，宁心安神。

适应证：肝肾阴虚型、心肾不交型、心脾两虚型失眠。

19 适宜于失眠患者服食的菜肴有哪些?

咨询： 我是失眠患者，前天从报纸上看到一位养生专家讲可用菜肴类食疗方调养失眠，我想试一试，但不知道具体的菜肴配方，麻烦您告诉我适宜于失眠患者服食的菜肴有哪些?

解答： 适宜于失眠患者服食的菜肴有很多，下面给您介绍几则常用者，供您选用，希望对调剂您的饮食和改善睡眠有所帮助。

（1）银耳豆腐

原料：银耳 50 克，嫩豆腐 300 克，香菜叶 10 克，食盐、味精、麻油、湿淀粉、鲜汤各适量。

制作：将银耳用温水泡发、洗净，放在沸水锅中焯透，捞出后均匀地摆放在盘中。嫩豆腐压碎成泥，加入食盐、味精、湿淀粉搅成糊状备用。在调好的豆腐泥上面撒上香菜叶，上笼蒸 5 分钟左右，取出后均匀地摆在装有银耳的盘子里。锅中加入鲜汤、食盐，烧沸后加味精，用少量的湿淀粉勾芡，浇在银耳、豆腐上即成。

用法：当菜佐餐，随意食用。

功效：滋阴降火，润肺安神。

适应证：阴虚火旺型失眠，对伴有干咳者尤为适宜。

（2）茭白炒鸡蛋

原料：茭白 150 克，鸡蛋 3 个，葱花、食盐、植物油、味精、鲜汤各适量。

制作：先将茭白去皮、洗净，放入沸水中焯一下捞出，切成小片；将鸡蛋液打入碗中，加入食盐搅匀备用。将炒锅上火，放入植物油，烧热后炸葱花，倒入蛋液炒熟，盛于盘中。接着原锅上火，放入植物油烧热，入茭白片翻炒片刻，加入鲜汤、食盐、味精，稍炒后倒入熟鸡蛋，再一同翻炒几下即成。

用法：佐餐食用。

功效：补气养血，滋阴生津，宁心安神。

适应证：心脾两虚型、心肾不交型以及阴虚火旺型失眠。

（3）百合炒芹菜

原料：鲜百合 200 克，芹菜 500 克，干红辣椒 2 个，食盐、味精、白糖、黄酒、精制油、葱花、生姜末各适量。

制作：将芹菜摘去根和老叶，洗净，放入沸水锅中烫透捞出，沥净水，大棵根部（连同部分茎）先竖刀切成 2~3 瓣，再横刀切成约 3 厘米长的段。百合去杂质后洗净，剥成片状。干红辣椒去蒂、子，洗净，切成细丝备用。炒锅上火，放入精制油烧热，下葱花、生姜末、干红辣椒炝锅，随即倒入百合瓣、芹菜段继续煸炒透，烹入黄酒，加入白糖、食盐、味精及少许清水，翻炒几下，出锅装盘即成。

用法：当菜佐餐，随意食用。

功效：滋阴降火，宁心安神。

适应证：阴虚火旺型失眠。

（4）柏子仁炖猪心

原料：柏子仁 15 克，猪心 1 个，食盐、葱段、香油、味精各适量。

制作：将猪心洗净，剖开，柏子仁放入猪心腔中，再将猪心、葱段、食盐一同放入沙锅中，加入清水适量，武火煮沸后，改用文火慢炖至猪心熟烂，用香油、味精调味即可。

用法：食猪心，并喝汤。

功效：养心安神，补血润肠。

适应证：阴血亏虚之心悸失眠。

（5）合欢花蒸猪肝

原料：合欢花（干品）12克，猪肝100克，食盐少许。

制作：将合欢花放碟中，加清水少许，浸泡4~6小时，再将猪肝洗净切片，同放碟中，加食盐少许调味，隔水蒸熟即成。

用法：佐餐食用猪肝。

功效：舒肝理气，养肝安神。

适应证：更年期失眠。

（6）佛手番茄炖豆腐

原料：佛手15克，番茄100克，豆腐250克，食盐、味精、植物油各适量。

制作：先将佛手洗净，水煎去渣取汁；豆腐、番茄分别洗净，切成小块备用。锅烧热，放入植物油，待油热后先煎豆腐，再放入番茄、药汁，加入食盐、清水，炖至汤成时，用味精调味即可。

用法：每日2次，食豆腐、番茄，并饮汤。

功效：清热养阴，疏肝理气。

适应证：肝郁化火型、肝气郁滞型失眠。

20 适宜于失眠患者服食的面点有哪些?

咨询: 我患失眠已有一段时间了,我知道饮食调养能改善睡眠,听说有些面点具有安神作用,很适合失眠者食用,我想进一步了解一下,请问适宜于失眠患者服食的面点有哪些?

解答: 饮食调养能够改善睡眠,确实也有一些面点具有安神助眠作用,比较适合失眠患者食用。下面介绍一些适宜失眠患者服食的面点类食疗方,供您参考选用。

(1)利眠饼

原料:茯苓10克,酸枣仁30克,法半夏6克,黄芪12克,小麦面粉400克,白糖适量。

制作:将茯苓、酸枣仁、法半夏、黄芪水煎2次,去渣取汁备用。把小麦面粉和白糖放容器内混匀,用药汁及适量清水调和,制成面饼若干,煎熟即成。

用法:作主食食用。

功效:健脾养心安神。

适应证:心脾两虚、心胆气虚、心血不足、心肾不交等体质虚弱所致的失眠。

(2)长寿面

原料:胡萝卜1个,嫩笋1小枝,香菇30克,猪肉150

克，墨鱼 1 条（中等大小），龙眼肉 20 克，卤蛋 3 个，鸡汤约 2000 毫升，面条、姜汁、葱花、猪油、料酒、酱油各适量。

制作：将胡萝卜、嫩笋分别洗净，切片；香菇水发、切成丝；猪肉洗净切成薄片；墨鱼宰杀，去肠足洗净，在沸水中烫过，切成片；龙眼肉用开水浸泡 1 小时，待其柔软备用；卤蛋切为两半。炒锅上旺火，放入猪油，先炒胡萝卜，再加入嫩笋、猪肉片共炒，随即放入鸡汤、姜汁，继而加墨鱼、香菇，用酱油、料酒调味，盖锅煮沸后放入葱花，略煮一下，离火。用另一个锅将面条煮好，分盛 6 碗，分别放入煮好的汤菜，将龙眼肉倒上，卤蛋半个盖在上面即成。

用法：作主食食用。

功效：补养元气，益脑宁神。

适应证：神经衰弱、失眠、体倦乏力。

（3）五仁元宵

原料：糯米粉 1500 克，白糖、西瓜仁、芝麻、花生仁、核桃仁、榛子仁各 50 克，面粉 100 克，麻油、青红丝、桂花酱各适量。

制作：将白糖、西瓜仁、芝麻、花生仁、核桃仁、榛子仁、面粉、麻油、青红丝、桂花酱和在一起拌匀，用板压成 1.8 厘米见方的块，做成馅。将切压好的馅块放在笊篱上进水里蘸一下，再滚上糯米粉，反复 4~5 次，达 25 克重即成。取锅煮汤圆，汤圆进锅后须不使锅内开水翻滚，翻滚时可沿四周渗入冷水，否则会把汤圆煮烂。汤圆刚放入锅时是沉在锅底的，若是火候到了，就会浮上水面，再稍煮即成。

用法：食汤圆并饮汤，每次可食汤圆 5~10 个。

功效：补精填髓，益气养血，润肠通便。

适应证：神经衰弱、失眠心悸、头晕乏力、气血亏虚、营养不良、慢性便秘、性功能低下等。

（4）鹌鹑蛋糕

原料：鹌鹑蛋 40 个，面粉 500 克，白糖 300 克，熟猪油 20 克，食用香精少许。

制作：将鹌鹑蛋打入大碗中，加入白糖，放入 70℃的温水 100 毫升，顺着一个方向搅打 2~5 分钟，当插上筷子不会歪倒时，撒入面粉，放入香精，轻轻地搅拌成糊浆。用大油盅 20 只，内壁涂上猪油各 1 克，将糊浆倒入盅内，每只盅只倒八成满，之后上笼用旺火蒸 15 分钟即成。

用法：作主食食用。

功效：补气血，安心神，健脑益智。

适应证：心脾两虚、心胆气虚、心血不足、心肾不交等体质虚弱所致的失眠。

（5）花生脆饼

原料：党参 60 克，白术、黄芪、当归、酸枣仁各 20 克，茯苓、生姜、龙眼肉、大枣各 30 克，远志、木香、炙甘草各 12 克，炒花生仁 300 克，鸡蛋清 10 个，白糖 600 克，熟菜油 160 毫升，苏打粉 6 克，面粉 1000 克。

制作：将党参、白术、黄芪、当归、酸枣仁、茯苓、生姜、龙眼肉、大枣（去核）、远志、木香、炙甘草分别淘洗干净，烘干后研为细末。把 6 个鸡蛋清倒入碗中搅拌片刻，与白糖、菜油、中药粉及清水 200 毫升一同倒入盛有面粉、苏打粉的盆中，用手调匀，反复揉和成面团，用干净湿纱布盖好，放置 30 分钟，揪成 40 个面剂，按成直径为 7 厘米的圆饼。再把 4 个鸡蛋倒入碗中，搅拌后刷于面饼上，撒上花生仁瓣，稍拍一下，放入盘中，入烤箱烤熟即成。

用法：每次食2个饼，或随意食用。

功效：补气血，安心神。

适应证：神经衰弱，体质虚弱，失眠健忘，体倦乏力等。

（6）茯苓山药包子

原料：茯苓、山药各50克，面粉500克，猪肉250克，食盐、味精、料酒、生姜末、白糖、花椒粉、鸡汤、麻油各适量。

制作：将茯苓放入淘米水中浸渍1宿，洗净，蒸熟，放入沙锅中，加清水适量，煎取浓汁；山药烘干，研为细粉；猪肉洗净，切成小块剁烂，加入食盐、味精、料酒、生姜末、白糖、花椒粉各适量，用鸡汤、茯苓药汁搅拌成稀糊状，滴入麻油少许制成馅。再用温水、少许茯苓汁调和山药粉、面粉，和成团充分揉匀，撕成剂子，擀成圆薄面皮，加馅逐个包成包子，放入蒸锅中蒸熟即成。

用法：作主食食用。

功效：益智健脾，养心安神。

适应证：心脾两虚之失眠健忘、心悸、腹胀、泄泻等，年老体弱者亦宜食用。

21 适宜于失眠患者饮用的药茶有哪些？

咨询： 我今年 27 岁，平时喜欢饮茶品茶，近段时间晚上睡觉总是失眠，听说有些药茶能调养失眠，但不清楚是哪些，请您告诉我适宜于失眠患者饮用的药茶有哪些？

解答： 有些药茶适量饮用确实能调养失眠，改善睡眠，下面介绍一些适宜于失眠患者饮用的药茶，您可根据自己的情况选择饮用。

（1）豆麦茶

原料：黑豆 30 克，浮小麦 40 克，莲子 7 个，大枣 10 枚。

制作：将黑豆、浮小麦、莲子、大枣分别淘洗干净，之后一同放入沙锅中，加入清水适量，水煎去渣取汁即可。

用法：每日 1 剂，晚饭后代茶饮用。

功效：健脾养心，养血安神。

适应证：虚烦不眠、夜寐盗汗、神疲乏力、记忆力减退、心悸健忘等。

（2）双子茶

原料：枸杞子 15 克，女贞子 12 克。

制作：将枸杞子、女贞子分别淘洗干净，之后一同放入茶杯中，用适量沸水冲泡，加盖闷 10 分钟即可。

用法：每日 1~2 剂，代茶饮用。

功效：益肝肾，安心神。

适应证：肝肾阴虚之失眠。

（3）安神茶

原料：半夏6克，茯苓9克，酸枣仁30克，黄连3克。

制作：将半夏、茯苓、酸枣仁、黄连分别加工成粗末，之后一同放入茶杯中，用适量沸水冲泡，加盖闷10分钟即可。

用法：每日1剂，代茶饮用。

功效：安神助眠。

适应证：神经衰弱失眠。

（4）花生叶茶

原料：干花生叶10克。

制作：将干花生叶加工成粗末，放入茶杯中，用适量沸水冲泡，加盖闷10分钟即可。

用法：每日1剂，代茶饮用。

功效：宁心安神。

适应证：心神不宁之心悸、心烦、失眠。

（5）莲心枣仁茶

原料：莲子心5克，酸枣仁15克。

制作：将莲子心、酸枣仁（捣碎）一同放入茶杯中，用适量沸水冲泡，加盖闷10分钟即可。

用法：每日1剂，晚饭后代茶饮用。

功效：宁心安神助眠。

适应证：心火亢盛之失眠。

（6）莲子甘草茶

原料：莲子花2克，生甘草3克。

制作：将莲子花、生甘草一同放入茶杯中，用适量沸水冲泡，加盖闷 10 分钟即可。

用法：每日 1 剂，代茶饮用。

功效：清心泻火，除烦安神。

适应证：心火内炽之烦躁失眠。

（7）山楂菊花茶

原料：菊花 15 克，山楂 20 克，冰糖适量。

制作：将菊花、山楂分别淘洗干净，放入沙锅中，水煎去渣取汁，再把冰糖放入药汁中搅拌，使其完全溶化即可。

用法：每日 1 剂，代茶饮用。

功效：疏风清热、活血化瘀、养血安神。

适应证：肝郁化火型、阴虚火旺型失眠。

（8）灯心竹叶茶

原料：灯心草 5 克，鲜竹叶 30 克。

制作：将灯心草、鲜竹叶分别洗净，加工成粗末，之后一同放入茶杯中，用适量沸水冲泡，加盖闷 10 分钟即可。

用法：每日 1 剂，代茶饮用。

功效：清心安神。

适应证：心火内炽之心烦失眠。

（9）酸枣桂圆糖茶

原料：桂圆肉 15 克，酸枣仁 20 克，白糖适量。

制作：将桂圆肉、酸枣仁（捣碎）一同放入沙锅中，加入清水适量，水煎去渣取汁，之后将白糖加入药汁中，搅拌使白糖溶化即可。

用法：每日 1 剂，晚睡前饮用。

功效：益肝肾，养阴血，安神助眠。

适应证：失眠。

（10）杞子莲子心茶

原料：枸杞子 20 克，莲子心 3 克。

制作：将枸杞子、莲子心一同放入茶杯中，用适量沸水冲泡，加盖闷 10 分钟即可。

用法：每日 1 剂，代茶饮用。

功效：清心火，除烦热，安心神。

适应证：失眠，对心肾不交型、阴虚火旺型以及肝肾阴虚型患者尤为适宜。

22 应用药茶调养失眠应注意什么？

咨询： 我近段时间晚上睡觉总是失眠，听朋友说有些药茶能调养失眠，想试一试，但不知道应用药茶调养失眠有什么注意事项，请您给我讲一讲应用药茶调养失眠应注意什么？

解答： 有些药茶确实能调养失眠，您近段时间晚上睡觉总是失眠，可以饮用一段时间药茶试一试。为了保证药茶调养失眠安全有效，避免不良反应发生，在应用药茶调养失眠时，应注意以下几点。

（1）谨防原料霉变：加工制作药茶的原料茶叶和中药容易受潮霉变，如果出现霉变，不但没有香味和药用价值，而且含有真菌毒素，对人体危害极大，故应谨防药茶霉变。

（2）辨证选用药茶：由于药茶所选用中药的不同，不同药茶有其各不相同的适用范围，失眠患者要在医生的指导下，全面了解药茶的功效和适应证，结合自己的病情辨证选用药茶，不加分析地乱饮药茶不但难以获取调养失眠的效果，还易出现诸多不适。

（3）妥善保管药茶：制作好的药茶宜置于低温干燥处密封保存，在潮湿的环境中不宜经常打开，以免受潮。不要与有异味的物品放在一起，以防串味。一次制作的药茶不要太多，防止时间久而变质。

（4）恰当饮用药茶：药茶冲泡或煎煮后应尽量当日饮用完，不要放置时间太长，更不能服隔夜茶，避免被细菌污染变质。在饮用药茶时还应注意适当忌口，饮用药茶的量要适当，太少达不到调养疾病的效果，太多则易影响消化功能，出现不良反应。由于某些药茶比较苦，难以下咽，在不影响药茶疗效的前提下，可适当加些矫味品，如冰糖、白糖、红糖、蜂蜜、炙甘草等。

（5）注意配合他法：药茶调养失眠有一定的局限性，其作用较弱，见效较慢，在采用药茶调养失眠时，应注意与药物、针灸、按摩以及饮食调养、起居调摄、运动锻炼等治疗调养方法相互配合，以提高临床疗效。

23 运动锻炼是改善睡眠的
有效方法吗？

咨询： 我刚参加工作，近段时间晚上总是失眠，医生让我保持良好的心态和稳定的情绪，并应积极参加运动锻炼，说运动锻炼能改善睡眠，请问运动锻炼是改善睡眠的有效方法吗？

解答： 这里首先告诉您，适当的运动锻炼确实能帮助睡眠，是改善睡眠的有效方法。运动锻炼也称运动疗法、体育疗法或医疗体育，是指运用体育运动的各种形式预防和治疗疾病的方法。运动锻炼最大的特点就是患者积极主动地参与，它充分调动患者自身的主观能动性，发挥内在的积极因素，通过机体局部或全身的运动，以消除或缓解病理状态，恢复或促进正常功能。

运动疗法好比一帖良方，运动可在一定程度上代替药物，但所有的药物却不能代替运动，运动使生活充满活力和朝气，运动锻炼有助于疾病的康复。生命在于运动，一个健康的人，首先要有健康的体魄，并保持心理的平衡，而运动便是人类亘古不变的健康法宝。原始时代人们为了防止野兽的侵袭和伤害，需要在运动中强壮身体，增长技能；古人为了祛病延年发明了易筋经、八段锦、五禽戏等运动方法；而如今许多长寿老人，他们的健康之道仍就是坚持运动锻炼。

运动和睡眠有着密切的关系，运动锻炼是改善睡眠的有效方法。运动锻炼时，来自肌肉和关节神经感受器的冲动传到中枢神经系统，可刺激神经系统的活动。运动能调节大脑皮质功能，缓和紧张的情绪，改善睡眠，减轻失眠患者头痛头晕、心烦急躁等症状。所以在失眠的治疗中，运动往往是医生建议采用的一项有效措施。

24 运动锻炼对失眠有何作用？

咨询：我今年22岁，大学刚毕业，近段时间时常失眠，我知道运动锻炼的重要性，也明白运动锻炼能改善睡眠，想进一步了解运动锻炼的作用，请问运动锻炼对失眠有何作用？

解答：适当的运动锻炼对失眠患者来说十分重要，运动锻炼确实能改善睡眠。美国著名医学家怀特曾说："运动是世界上最好的安定剂。"科学研究表明，15分钟轻快地散步后，放松神经肌肉的效果胜于服用400毫克甲丙氨酯（眠尔通）。

运动锻炼调养失眠的作用是综合的。坚持适宜的运动锻炼能促进机体血液循环和新陈代谢，改善组织器官的营养状态。运动锻炼可使管理肌肉运动的脑细胞处在兴奋状态，使管理思维的脑细胞得到休息，有利于缓解脑力疲劳，改善中枢神经系统的功能，提高大脑皮质细胞兴奋和抑制相互转化的能力，使兴奋与抑制过程趋于平衡。

心情抑郁、焦虑往往是失眠发生和发展的重要因素，适度的运动锻炼具有心理调节作用。近年来神经心理学家通过实验证明，肌肉紧张与人的情绪状态有密切关系，不愉快的情绪通常和骨骼肌肉及内脏肌肉收缩的现象同时产生，而运动能使肌肉在一张一弛的条件下逐渐放松，有利于解除肌肉的紧张状态，从而减少不良情绪的发生。运动锻炼过程可使人产生欣快和镇定感，可消除疲劳，使人心情舒畅，具有娱乐性，同时还增强了体质，产生了成就感。适当的运动锻炼能改变失眠患者的精神面貌，解除神经、精神疲劳，消除焦虑、易怒、紧张等情绪，使之保持良好的情绪，削弱心理因素对失眠的影响，有助于改善睡眠，消除头晕头痛、心烦急躁、心悸健忘等自觉症状。

25 失眠患者在进行运动锻炼时应注意些什么？

咨询： 我今年35岁，是失眠患者，我知道运动锻炼的重要性，听说失眠患者的运动锻炼并非是随意的，有很多需要注意的地方，请问失眠患者在进行运动锻炼时应注意些什么？

解答： 适当的运动锻炼确实能改善睡眠，有助于失眠的治疗和康复，但正像您所听说的那样，失眠患者的运动锻炼并非是随意的，无限制的，有很多需注意的地方。为了保证运动锻炼的安全有效，避免不良事件发生，失眠患者在进行运动锻炼时，应注意以下几点。

（1）选择适宜的运动方法：适宜于失眠患者运动锻炼的种类和项目很多，有散步、慢跑、体操、太极拳、八段锦、易筋经，以及打门球、乒乓球、羽毛球及爬山、游泳等。失眠患者可根据自己的年龄、体质、环境的不同，选用适当的运动锻炼方法。运动要以有氧运动为主，有氧运动可提高大脑皮质的兴奋性，调节大脑皮质功能，是失眠症较理想的调节方式，但应对运动量进行控制，不能过量。运动过程要尽量放松身心，不要受情绪的影响。

（2）掌握适当的运动时间：每天进行运动锻炼的时间可以灵活掌握，不刻意固定。由于机体活动后的疲劳，需要以睡眠恢复来补偿，所以锻炼的时间以下午 4~5 时或晚间 9 时以前为宜，锻炼后若能用温水泡脚并按摩，然后喝一小杯温牛奶，对防治失眠颇具功效。研究还表明，对于经常失眠的人，要想晚上睡得好，适量运动锻炼固然有帮助，但睡觉前剧烈运动会影响睡眠，而在黄昏时运动锻炼有助于睡眠。临睡前的过量运动，会令大脑兴奋，不利于提高睡眠质量。但临睡前做一些轻微运动，可以促进体温升高，当身体微微出汗时，随即停止，这时体温开始下降，在 30~40 分钟后睡觉，人将很容易进入深度睡眠，从而提高睡眠质量。

（3）做好体检和运动防护：在进行运动锻炼前要做好身体检查，了解健康状况，排除隐匿之痼疾，严防有运动锻炼禁忌证者进行锻炼。要注意自我防护，防止意外事故发生。骨质有破坏性改变，感染性疾患，年老体弱，心肺功能不全，有内固定物植入，以及手术后早期者，均不宜进行运动锻炼。要了解所选运动项目的注意事项及禁忌证，最好在医生的指导下进行。

（4）掌握循序渐进的原则：运动锻炼要掌握循序渐进的原则，开始时运动量不要过大，应以不引起疲劳、紧张、兴奋为宜，要根据情况逐渐增加运动量和运动时间。运动锻炼贵在坚持，决不可半途而废，应该每天进行，长期坚持，并达到一定的强度，这样才能有良好的锻炼效果。希望短期内就有明显疗效，或是三天打鱼、两天晒网，都不会达到应有的效果。

（5）注意与其他疗法配合：运动锻炼只是失眠综合治疗的一部分，显效较慢，作用较弱，有一定的局限性。在临床中，除进行运动锻炼外，还应注意消除病因，合理安排日常生活，劳逸结合，培养乐观的精神，并注意与药物治疗、按摩疗法、针灸治疗、饮食调养等治疗调养方法互相配合，以利提高临床疗效，切不可一味进行运动锻炼而忽视了其他治疗调养方法。

26 如何用散步改善睡眠？

咨询： 我是失眠患者，知道运动锻炼的重要性，也明白散步是一项简单有效、不受环境条件限制的运动锻炼方式，但是不清楚失眠患者应当怎样散步，请问如何用散步改善睡眠？

解答： 散步对失眠患者十分有益，您可以根据自己的情况坚持进行散步锻炼。俗话讲"饭后三百步，不用上药铺""饭后百步走，能活九十九""每天遛个早，保健又防老"。唐代著名医家孙思邈也精辟地指出："食毕当行步，令人能饮食、灭百病"。可见散步是养生保健的重要手段。散步是一项简单而有效的锻炼方式，也是一种不受环境、条件限制，人人可行的保健运动。

每天坚持在户外进行轻松而有节奏地散步，可促进四肢及脏器的血液循环，增加肺活量和心输出量，改善微循环，加强胃肠道的蠕动和消化腺的分泌，调节神经系统功能，促进新陈代谢。同时，散步还可调畅情志、解除神经、精神疲劳，使人气血流畅，脏腑功能协调。失眠患者每日坚持散步，能调整大脑的兴奋和抑制过程，改善睡眠。

散步容易做到，但坚持下来却不容易，散步虽好也须掌握要领，散步应注意循序渐进、持之以恒。散步前应使身体自然放松，适当活动肢体，调匀呼吸，然后再从容展步。散步时背要直，肩要平，精神饱满，抬头挺胸，目视前方，步履轻松，犹如闲庭信步，随着步子的节奏，两臂自然而有规律地摆动，在不知不觉中起到舒筋活络、行气活血、安神宁心、祛病强身的效果。失眠患者应根据个人的体力情况确定散步速度的快慢和时间的长短，散步宜缓不宜急，宜顺其自然，而不宜强求，以身体发热、微出汗为宜。散步的方法有普通散步法、快速散步法以及反臂背向散步法等多种，失眠患者一般可采用普通散步法，即以每分钟 60~90 步的速度，每次散步 15~40 分钟，每日散步 1~2 次。

散步何时均可进行，但饭后散步最好在进餐 30 分钟以后，对失眠患者来说，选择在清晨、黄昏或睡前散步均较适宜。在场地的选择上，以空气清新的平地为宜，可选择公园之中、林荫道上或乡间小路等，不要到车多、人多或阴冷、偏僻之地去散步。散步时衣服要宽松舒适，鞋要轻便，以软底鞋为好，不宜穿高跟鞋、皮鞋。

27 如何用慢跑改善睡眠？

咨询： 我今年40岁，这些年来一直坚持早晨跑步，近段时间我晚上睡觉总是失眠，听说失眠患者很适合慢跑，但跑步有一定要求，请您告诉我如何用慢跑改善睡眠？

解答： 的确，慢跑能改善睡眠，失眠患者很适合慢跑。慢跑的好处众所周知，慢跑是近年来流行于世界的锻炼项目，它简便易行，无需场地和器材，老幼皆宜，是人们最常用的防病健身手段之一。慢跑时大量的肌群参加运动，其供氧量比静止时多8~10倍，呼吸加快、加深，能使心脏和血管得到良性刺激，加强肺活量，增加气体交换，有效地增强心肺功能，增强机体抗病能力。通过适当的慢跑，还能提高机体代谢功能，促进胃肠蠕动，增强消化功能，消除精神疲劳，使人精神焕发，并可调整大脑皮质的兴奋与抑制过程，帮助睡眠，这对改善睡眠、保持正常睡眠是十分重要的。因此，慢跑也是失眠患者常用的祛病健身方法。

慢跑前要进行身体检查，严防有慢跑禁忌证者进行慢跑。慢跑中若出现呼吸困难、心悸胸痛、腹痛等症状，应立即减速或停止跑步，必要时可到医院检查诊治。慢跑时应稍减一些衣服，做3~5分钟的准备活动，如活动活动脚、踝关节及膝关节，伸展一下肢体或做片刻徒手体操，之后由步行逐渐过渡到慢跑。

慢跑时的正确姿势是全身肌肉放松，两手微微握拳，上身略向前倾，上臂和前臂弯曲成90°左右，两臂自然前后摆动，两脚落地要轻，呼吸深长而均匀，与步伐有节奏的配合，一般应前脚掌先落地，并用前脚掌向后蹬地，以产生向上向前的反作用，有节奏地向前奔跑。采用慢跑运动进行锻炼时，要有一个逐渐适应的过程。慢跑通常应先从慢速开始，等身体各组织器官协调适应后，可以放开步伐，用均匀的速度行进。慢跑时应以不气喘，不吃力，两人同跑时可轻松对活为宜。慢跑的距离起初可短一些，要循序渐进，可根据自己的具体情况，灵活掌握慢跑的速度和时间，运动量以心率每分钟不超过120次，全身感觉微热而不感到疲劳为度。慢跑的速度一般以每分钟100米~120米为宜，时间可控制在10~30分钟。在慢跑行将结束时，要注意逐渐减慢速度，使生理活动慢慢缓和下来，不可突然停止。慢跑后可做一些整理活动，及时用干毛巾擦汗，穿好衣服。

对失眠患者来说，慢跑宜在早晨或傍晚进行。不要在饭后立即跑步，也不宜在跑步后立即进食。慢跑应选择在空气新鲜、道路平坦的场所，不宜在车辆及行人较多的地方跑步，并应穿大小合适、厚度与弹性适当的运动鞋。

28 怎样练习安神助眠操？

咨询： 我今年43岁，是失眠患者，吃了好多中西药疗效都不太好，昨天从报纸上看到坚持练习安神助眠操能调养失眠，我想试一试，但不知道怎么练习，请问怎样练习安神助眠操？

解答： 安神助眠操具有安神助眠之功效，坚持练习可消除失眠者心烦急躁、头晕头痛等自觉症状，改善睡眠。此操分举双臂运动、举肩肘运动、全身肌肉调节运动、头颈部肌肉调节运动、下肢肌肉调节运动、腰背肌肉调节运动、腹肌调节运动以及卧位全身肌肉放松共8节，下面给您介绍具体练习方法。应当注意的是，此操应于晚上睡觉前练习，练习时应注意排除杂念和其他干扰，宜长期坚持。

（1）举双臂运动

预备姿势：双脚自然站立，双臂自然下垂于体侧，两眼平视前方。

做法：双臂前平举，双手用力握拳，使上肢肌肉收缩，同时吸气；然后呼气，双臂下垂并做前后摆动，使双臂及肩部肌肉高度放松。可反复练习6~9次。

（2）举肩肘运动

预备姿势：双脚平行站立，距离与肩等宽，双臂自然下垂于体侧，全身放松。

做法：双臂屈肘平举，双手握拳置于胸前，用力使肩部、双臂的肌肉紧张，同时吸气；然后呼气，双臂放下，放松肌肉。可反复练习6~9次。

（3）全身肌肉调节运动

预备姿势：双脚自然站立，双腿并拢，双臂自然下垂于体侧，双手十指交叉互握。

做法：双脚跟跷起，双手掌心向上举至头顶，使全身肌肉收缩，同时吸气；然后双手放下，全身肌肉尽量放松，自然呼气。可反复练习6~9次。

（4）头颈部肌肉调节运动

预备姿势：坐位，双手互握置于头枕部。

做法：头用力后抑，双手用力向前对抗，下颌用力内收，使肌肉收缩，同时吸气；然后头颈、手全部放松，呼气。反复练习6~9次后，用双手上下擦脸正、侧面及耳后各10次。

（5）下肢肌肉调节运动

预备姿势：坐位，双手置于双膝上。

做法：双手用力压大腿，双脚用力踩地面，使下肢股骨紧张，同时吸气；然后下肢及上臂肌肉放松，同时呼气。可反复练习6~9次。

（6）腰背肌肉调节运动

预备姿势：床上仰卧位，双手叉腰。

做法：双侧肘臂往下按，背、腰部挺起，使腰背肌紧张，同时吸气；然后两臂放松，腰背放松、落下，同时呼气。可反复练习6~9次。

（7）腹肌调节运动

预备姿势：床上仰卧位，双手十指交叉置于脑后。

做法：稍抬头，使腹肌紧张，同时吸气；然后头垂下，腹肌放松，同时呼气。反复练习6~9次后，双手重叠放置腹部，沿顺时针方向按摩3~5分钟。

（8）卧位全身肌肉放松

预备姿势：仰卧位，双手放于身体两侧。

做法：通过默念"放松，感觉很舒服"，使全身肌肉放松，情绪逐渐入静。

29 如何用增强记忆力操改善睡眠？

咨询：我近段时间晚上睡觉总是辗转反侧，难以入睡，医生让我服用镇静药，我担心有副作用，听说增强记忆力操能改善睡眠，我想试一试，请问如何用增强记忆力操改善睡眠？

解答：增强记忆力操又称单侧体操，它是通过左侧肢体运动来达到发挥大脑右半球功能和协调大脑左、右半球功能平衡的目的，可改善脑细胞功能，明显增强记忆力。日本产业教育研究所曾将此法广泛应用于学校、科研机构，获得了较好的效果。增强记忆力操可用于神经衰弱、失眠健忘、记忆力减退、用脑疲劳等亚健康人群的自我调养，坚持练习对改善睡眠和调养失眠大有好处，您不妨练习一段时间试一试，下面给您介绍具体练习方法。

（1）握拳举臂：全神贯注地站着，左手紧紧握拳，左腕用力，弯臂，慢慢地上举，再回到原来的姿势。如此重复进行8次。

（2）仰卧抬腿：仰卧位，左腿伸直上抬，然后将上抬的腿倒向左侧（但不碰到床面），再按相反的顺序回到原来的姿势。如此重复进行8次。

（3）单举左臂：站立位，左臂向左侧平举，再将左臂上举，头不动，接着按相反的顺序回到原来的姿势。如此重复进行8次。

（4）左侧倾身：身体从直立姿势向左侧倾倒，用左手和右脚尖支撑身体，左臂伸直支撑，身体倾斜，笔直横卧，弯左膝后起身，回到原来的姿势。如此重复进行8次。

（5）俯卧撑身：俯卧位，跷起脚尖，像俯卧撑样，用手掌和脚尖支撑身体，弯臂，同时将左腿抬高，右臂尽可能不用力，慢慢地重复屈伸手臂。争取做8次。

30 如何练习睡前保健操？

咨询： 我患失眠已经很长一段时间了，昨天从电视上看到睡前保健操简单易行，能调养失眠，我想坚持练习一段时间，但不清楚具体练习方法，请您告诉我如何练习睡前保健操？

解答： 睡前保健操分甲端摩头、双掌搓耳、双掌搓面、搓摩颈肩、推摩胸背、掌推双腿、交换搓脚以及叠掌摩腹共8节，具有促进机体代谢、防衰老、通血脉、助睡眠等作用，睡前坚持练习对改善睡眠、防病益寿有肯定的作用，失眠患者宜坚持练习。下面是具体练习方法。

（1）甲端摩头：两手食指、中指、环指弯曲成45°，用指甲端以每秒钟8次的速度往返按摩头皮1~2分钟。此法可加强头部供血，增强血液循环，加速入眠。

（2）双掌搓耳：两掌拇指侧紧贴耳前下端，自下而上，由前向后用力搓摩双耳1~2分钟。此法可疏通经络，清心安神，防止听力减退。

（3）双掌搓面：两手掌面紧贴面部，以每秒钟2次的速度用力缓缓搓面部所有部位，时间为1~2分钟。此法可疏通头面经脉，助睡眠，防皱纹。

（4）搓摩颈肩：用两手掌以每秒钟2次的速度用力交替搓摩颈肩部肌群，重点在颈后脊柱两侧，时间为1~2分钟。此法可缓解疲劳，预防颈肩疼痛。

（5）推摩胸背：用两手掌面拇指指侧，以每秒钟2次的速度，自上而下用力推摩后背和前胸，重点在前胸和后腰部，共约2分钟。此法可强心、健腰，疏通脏腑经脉。

（6）掌推双腿：两手相对，紧贴下肢上端，以每秒钟1次的频率，由上而下顺推下肢1分钟，再以此方法顺推另一侧下肢1分钟。此法可解除下肢疲劳，疏通经络气血。

（7）交换搓脚：先用右脚掌心搓摩左脚背所有部位，再用左脚掌心搓摩右脚背所有部位，然后用右脚跟搓摩左脚心，用左脚跟搓摩右脚心，共2~3分钟。此法可消除双足疲劳，疏通经络气血。

（8）叠掌摩腹：两手重叠紧贴腹部，以每秒钟1~2次的速度，持续环摩腹部所有部位，重点在脐周围，共 2~3 分钟。此法可强健脾胃，促进消化吸收。

睡前保健操宜在晚睡前练习，施法时需闭目静脑，心绪宁静，舌尖轻抵上腭，肢体充分放松，前 7 法可采用坐位练习，最后一法可仰卧操作。施法时双手应紧贴皮肤操作，渗透力越强其效果越好。练习一遍此操一般需 12~18 分钟，年老体弱者可练习 12 分钟左右，年轻体壮者时间可相应延长。练习后肢体轻松，可安然入眠。

31 怎样练习卧床安眠保健操？

咨询：我今年 36 岁，不知道为什么近段时间晚上睡觉总是失眠，想了好多办法都不太管用，听说卧床安眠保健操能改善睡眠，我想练习一段时间，请问怎样练习卧床安眠保健操？

解答：卧床安眠保健操宜于晚上睡觉前进行，若能每晚睡觉前坚持练习，确实能消除疲劳，调节身心，恢复正常睡眠，您不妨坚持练习一段时间试一试，下面是具体练习方法。

（1）生津叩齿：先静心凝神，然后用舌尖轻抵上腭，轻轻舔上腭，等津液增多后再缓缓咽下，反复数次。稍停片刻，将牙齿上下合齐，先叩侧齿 18 次，再叩前齿 18 次。

（2）旋睛鸣鼓：双眼球顺时针旋转 8 次，向前注视片刻，再逆时针旋转 8 次，然后双眼紧闭片刻，再睁开。双手掌紧掩耳门，十指掩后脑，将食指叠中指上，轻轻弹击脑后，左右各8次。

（3）引颈摩椎：仰卧，十指交叉，托住后脑，引颈缓缓伸向前下方，以下颌抵近前胸为宜，连续做8次；然后头部分别向左右两侧转动，以转到最大限度为宜，各做8次。接着取侧卧位，先左侧卧位，将右手拇指和食指分开，沿着腰椎由上而下，反复推摩8次；再右侧卧位，将左手拇指和食指分开，按上述方法反复推摩8次。

（4）耸肩扩胸：上肢屈臂握拳，双肩用力向上耸起，然后缓缓放下，连续做8次。然后双手向前伸直，手掌向外稍向左右拉开，同时扩胸，以胸、肩部有舒适感为度，连续做8次。

（5）按肚摩腹：仰卧，下肢略分开，将左右手按于腹部两侧，先以掌心顺时针方向按摩16转，再按上述方法逆时针方向按摩16转。然后两手相叠，在脐周按摩，一圈一圈地逐渐扩大，方法同上。按摩的手法以略有轻微下压，感觉舒适为度。

（6）吐纳提肛：仰卧，全身放松，双手重叠放在小腹部，先吸气，同时腹部陷下，肛门收缩上提，持续约5秒钟；然后呼气，腹部鼓起，同时肛门放松。如此反复做16次。

（7）翘足提踵：仰卧，下肢伸直，用力使足尖缓缓翘起，以足背有紧绷感为度。如此连续做8次。

做操结束后，宜闭目养神，以诱导入眠。

32 如何用甩手锻炼改善睡眠？

咨询： 我们科室的李主任，前些年患失眠，是通过甩手锻炼调理好的，我近段时间也时常失眠，想用甩手锻炼试一试，但不知道具体的练习方法，请问如何用甩手锻炼改善睡眠？

解答： 甩手锻炼也称甩手疗法，是在腰部带动下，通过双臂前后用力摆动而达到防病治病目的的一种体育疗法。甩手锻炼从明代开始就已在民间广泛流传，由于其简单易学，且作用独特，所以深受人们喜爱。

甩手锻炼运动量小，运动强度不大，但对人体全身肌肉可起到牵拉作用，使膈肌的升降幅度加大，加强了胃肠蠕动，有利于消化吸收。同时甩手时意念集中，气沉丹田，外动内静，动中寓静，可调整脏腑功能，疏通经络，促进气血运行，使大脑皮质的兴奋与抑制达到平衡。长期坚持甩手锻炼，对增强体质，提高机体抗病能力，调治失眠、神经衰弱、高血压、慢性胃炎、慢性支气管炎等多种慢性病有一定作用，是失眠患者自我改善睡眠的有效方法之一。

甩手锻炼应选择在空气新鲜、环境安静之处进行，不宜在空腹时或饭后立即进行锻炼。甩手前要先做好准备工作，自然站立，全身肌肉尽量放松，双脚分开与肩同宽，双臂自然下垂，掌心向内。甩手时要注意以腰腿为轴心，重心在下，双膝微屈，两臂伸直，前后用力来回摆动。注意要在腰腿带动下甩手，特别是以腰带动两臂甩手，不可单纯只甩动两臂。前摆时两臂和身体垂直线不要超过 60°，后摆时不要超过 30°。甩手要根据自己的体力掌握次数和速度，由少到多，由慢到快，循序渐进，使身体能适应，才能达到锻炼的目的。通常摆动的频率每分钟不宜超过 60 次，每日早晚各锻炼 1 次，各摆动 200~500 次，以身体发热、温暖，微出汗为佳。甩手后应保持站立姿势 1~2 分钟，然后做放松活动。

33 失眠患者怎样练习醒脑健身操？

咨询：我患失眠已很长一段时间了，听说坚持练习醒脑健身操对像我这样因用脑过度引发的失眠很有效，我想练习一段时间试一试，请您告诉我怎样练习醒脑健身操？

解答：醒脑健身操分梳头按摩、站立摆臂、弓步划弧、双臂绕环、提落双臂、握拳捶腰以及拍打胸背共 7 节，具有恢复大脑皮质兴奋与抑制平衡的作用，坚持练习能保持良好的情绪，促进血液循环，改善睡眠，消除失眠者头晕头痛、心烦急躁等自觉症状，对纠正失眠大有帮助。下面给您介绍具体练习方法。

（1）梳头按摩：双手搓热，擦面数次，然后自额前如梳头状向脑后按摩数次，再由前额、两侧颞部向后至枕部，继而沿颈后向下再至颈前，向下按摩至胸前，如此反复按摩 20 次左右。

（2）站立摆臂：自然站立，双臂前后自然放松摆动100~200次。

（3）弓步划弧：自然站立，左脚向左前方出一步，脚跟着地成左虚步，同时双手半握拳至胸前，重心前移成左弓步，双臂经前上方成弧形向前下方落下，眼看左手。之后身体重心再后移成左虚步，同时双臂经前上方弧形收回胸前。连做10次后，换右脚再做10次。

（4）双臂绕环：两脚开立，左臂前举，右臂侧举，然后左臂经下向外绕环至前举，右臂经下向内绕环至侧举，此为1次，连做10次。然后两手臂互换姿势做绕环动作，再连做10次。

（5）提落双臂：左脚向前跨一步，双手上提至胸前，前臂平屈，继续上提并翻掌成上举，然后双腿慢慢下蹲，同时双臂由体侧下落至体前，手指相对，掌心向上，身体再慢慢直立，双臂上提并翻掌成上举，反复做4~5次。接着换右脚在前，做4~5次。在练习时注意双臂上提时吸气，下落时呼气。

（6）握拳捶腰：两脚自然开立，双手半握拳由下向上同时捶击腰背5~8次，边捶上身边向前倾，达45°左右，之后双拳再由上至下捶击腰背5~8次，边捶上身边向后抑。

（7）拍打胸背：两脚自然开立，上体右转，两臂屈肘，左掌心在心前区拍打，右手背在后心区拍打；再上体左转，右掌心在心前区拍打，左手背在后心区拍打。如此连续拍打10~15次。

34 如何通过睡前捶背调养失眠？

咨询： 我以前就经常腰酸背痛，近段时间晚上睡觉又出现了失眠，听说晚上睡前捶背不仅能缓解腰酸背痛，还能调养失眠，我想试一试，麻烦您告诉我<u>如何通过睡前捶背调养失眠？</u>

解答： 捶背简单易行，还不受时间的约束，睡上临睡前捶背不仅能缓解腰酸背痛，还能助人心神安宁，催人入睡，是调养失眠的良方之一，尤其适合于经常伏案工作、伴有腰酸背痛的失眠患者使用。下面给您介绍捶背的方法。

晚上睡前捶背站着、坐着或躺着都可以，可自己捶打，也可以在夫妇间进行或由其他人捶打，通过捶背，能调节神经系统功能，改善血液循环，提高机体免疫水平，缓解腰酸背痛，调治失眠等，有助于延年益寿。捶背通常有拍法和击法两种，均应沿脊柱两侧进行，手法宜轻不宜重，力求动作协调、节奏均匀、着力富有弹性，如此自上而下或自下向上轻拍轻叩。捶背的速度以每分钟60~100次为宜，以感觉舒适不痛为度，通常每次捶背的时间以10分钟左右为好。

为了保证捶背安全有效，避免不良事件发生，在捶背时应注意以下几点：一是应握空心拳，不要把力量用在握拳上。二是捶打速度要快慢适中，刚柔相济，捶击的力度以能使身体震动而不感到疼痛为宜。三是精神紧张、情绪激动可用轻而缓和的手法，此法能缓解肌肉和神经紧张，如精神不振、倦怠乏力可用强而快的手法，此法能使肌肉紧张、神经兴奋。四是要掌握捶背的适应证，严防有禁忌证的失眠患者进行捶背，对于患有严重心脏病、尚未明确诊断的脊椎病变及肿瘤患者等，均不要捶背，以防加重病情或发生意外。

35 老年人如何做福寿操调养失眠？

咨询： 我今年63岁，是失眠患者，正在服用中药汤剂调治，昨天我们大院的崔老师说他练习福寿操调养失眠效果不错，我也想试一试，请您告诉我<u>老年人如何做福寿操调养失眠？</u>

解答： 老年人做福寿操确实能调养失眠，您患有失眠，不妨试一试。福寿操是由日本琉球大学和日本国立精神神经中心共同设计的简单体操，它结合了腹式呼吸和身体伸展，对改善老年人的睡眠很有帮助，下面给您介绍具体做法。

（1）第一节为活动脖颈。头向前倾，直到感到肌肉有些抽紧，持续10秒钟。前后左右各做1次。

（2）第二节为刺激、活动肩膀肌肉。慢慢抬肩，然后突然放松，回到原来的位置。如此重复做10次。

（3）第三节为扩胸。伸展双手在背后相握，往后伸展扩胸。持续10秒钟。

（4）第四节为压手掌。双手平举在胸前，吸气时向中间施力，呼气时放松，重复做 10 次。

（5）第五节为舒展背脊。双手抓椅子的同一边，慢慢扭转上半身，持续 10 秒钟，反方向再做 1 次。

（6）第六节为弯曲脚趾、刺激脚跟。坐在椅子上，双脚往前伸直，向上抬，脚趾向脚心方向弯曲，然后突然放松。重复做 10 次。

36 失眠患者怎样练习肌肉放松体操？

咨询：我今年 40 岁，在研究所工作，由于科研任务繁重，近几个月作息时间全打乱了，还出现了失眠，听说练习肌肉放松体操能调养失眠，请问失眠患者怎样练习肌肉放松体操？

解答：人们的工作性质有脑力劳动和体力劳动之分，其疲劳不外乎是由于肌肉紧张和神经紧张引起的，同时两者又互相影响。消除肌肉和神经紧张带来的疲劳，需要通过适当的放松来解决，肌肉放松操就是根据这一原则创立的。肌肉放松操分颈部放松、面部放松、伸展运动、挺胸运动、转体运动以及深呼吸共 6 节，若能坚持练习，确能达到消除肌肉和神经紧张带来的疲劳，使人全身放松，心身愉快的目的，也是改善睡眠的好办法。下面给您介绍具体练习方法。

（1）颈部放松：①呈正坐位，伸展背肌。②双肩尽量向上提。③上下唇角尽量向左右用力拉开。④双眼尽量睁大。⑤上述姿势准备好后，全身突然放松作为休息，重复做多次。这种方法有助于使头脑清醒。

（2）面部放松：①张大嘴，双唇张圆，唇、面部肌肉紧张收缩后突然放松，并保持放松状态2～3分钟。②双唇紧闭，嘴角下拉成"∧"形，使面部肌肉感到紧张。③双唇紧收向前突出，使双唇及唇周围肌肉感到紧张。④紧皱双眉，使眉间和眼周肌肉感到紧张。⑤皱起额头，使额部肌肉感到紧张。⑥紧咬磨牙，使咀嚼肌感到紧张。这种方法可以振奋人的精神。

（3）伸展运动：①呈正坐位，上身放松，靠在椅背上。②双臂充分向上伸展，同时全身也随之向上伸展（如手指交叉，手心向上则更为有效），头部后仰，嘴自然张开，在伸展时做深吸气。③缓缓呼气的同时恢复原状态。以上伸展动作反复做3次，然后头、肩、臂放松，闭眼轻松的休息1~2分钟。

（4）挺胸运动：①双手伸向背后，用手掌推椅子的靠背，向前用力挺胸，头部尽量后仰。②然后缓缓将手离开椅子靠背，胸部放松。重复4次后，放松休息1分钟。

（5）转体运动：①站在椅背后，双手握椅背，大幅度做转体动作（头随身体转动）。②左右各做2次，交替进行，然后上半身充分休息1分钟。

以上（3）（4）（5）节适宜于长期坐办公室的人。

（6）做深呼吸：①尽可能靠后坐满椅面，双腿平伸至桌下。②肩、臂肌肉和关节尽量放松。③配合做深呼吸，呼气时用嘴呼气。④在热烈争论时，要行深呼吸后再发言，激动或不愉快时也要做做深呼吸，可使全身放松，情绪稳定。

37 失眠患者怎样练习防止老化体操？

咨询： 我今年 41 岁，近段时间晚上睡眠总是失眠，听说练习防止老化体操对失眠有较好的治疗调养作用，我想试一试，请您告诉我失眠患者怎样练习防止老化体操？

解答： 防止老化体操是日本长野县佐久综合医院研究制定的，在日本颇为流行。其要点有三：其一是深呼吸；其二是肌肉和关节的屈伸、转动及叩打肌肉的动作；其三是以正确的姿势进行。每日早晨起床后、晚上睡觉前及工作间歇时，坚持练习防止老化体操，不仅能健体强身、延年益寿，对失眠、便秘、高血压、肺气肿、冠心病、神经衰弱、慢性支气管炎等多种慢性病也有较好的辅助治疗调养作用，下面给您介绍具体的练习方法，您可以在当地医生的指导下进行练习。

（1）深呼吸：双脚跟靠拢，自然站立，双手由体前向上举，同时深吸气。然后双手由体侧放下，同时呼气。如此练习 2 次，呼气、吸气缓慢进行。

（2）伸展：双手 10 指交叉向头上高举，掌心向上，双臂伸直，头颈尽量后仰，眼看天空，背部尽量伸展。

（3）高抬腿踏步：左右大腿交替高抬踏步，双臂前后大挥摆。

（4）手腕转动：双手半握拳向内、外转动 4 次，重复练习 2 遍。

（5）手腕摇动：手腕放松，上下摇动，如此练习，时间约1分钟。

（6）扩胸：双脚稍开立，双臂由前向上举至与肩平，向两侧屈，同时用力扩胸，然后放松，使身体恢复至原站立时的姿势，重复练习4次。

（7）体转：手臂向外伸展，身体向侧转，左右两臂交替，反复进行4~6次。

（8）体侧：双脚分开，比肩稍宽，左手叉腰，右手由体侧向上摆动，身体向左侧屈2次，左右交替，反复进行4~6次。

（9）叩腰：双脚并拢，身体稍前倾，双手轻轻叩打腰部肌肉。

（10）体前后屈伸：双脚开立，体前屈，手心触地面，还原到开始时的姿势，再将双手置于腰处，身体向后屈，头向后仰。

（11）体绕环：双脚开立，从身体前屈的姿势开始，大幅度向左、后、右做绕环动作，接着向相反方向绕环，重复练习2次。

（12）臂挥摆、腿屈伸运动：双臂向前、向上摆，同时起踵（脚后跟），再向下、向后摆，同时屈膝，重复练习4次。

（13）膝屈伸：双手置于膝部，屈膝下蹲，然后再还原到开始时的姿势，重复练习4次。

（14）转肩：双肘微屈，双肩同时由前向后、由后向前各绕4次，重复练习2遍。

（15）上、下耸肩：双臂自然下垂，用力向上耸肩，再放松下垂，如此重复练习数遍。

（16）转头部：双脚开立，叉腰，头部从左向右，再从右向左各绕数次。

（17）叩肩、叩颈：右（左）手半握拳，叩左（右）肩8次，重复2遍。然后手张开，用手掌外侧以同样的方法叩颈部。

（18）上体屈伸：双膝跪地，上体向后屈，同时吸气，然后身体向前屈，将背后缩成圆形，同时呼气，臀坐在脚上。

（19）脚屈伸：坐在地上，双腿伸直，双臂于体后支撑，两腿交替进行屈伸活动。

（20）俯卧放松：取俯卧位，身体放松，如此休息几分钟。

（21）腹式呼吸：取仰卧位，使横膈膜与腹肌同时运动，进行深吸气，然后用手按压腹部进行呼气。

38 失眠患者练习太极拳 应注意些什么？

咨询： 我是失眠患者，我知道太极拳是一种动静结合、刚柔相济的防病治病方法，我想跟着电视学习太极拳，但不清楚其注意点，请您告诉我失眠患者练习太极拳应注意些什么？

解答： 太极拳是我国传统的体育运动项目，它"以意领气，以气运身"，用意念指挥身体的活动，是健身运动中运用最广泛的一种方法，也是"幼年练到白头翁"的养生锻炼手段。

太极拳强调放松全身肌肉，心静、用意、身正、收敛、匀速，将意、气、形结合成一体，使人体的精神、气血、脏腑、筋骨均得到濡养和锻炼，能疏通经络、调节气血运行，具有祛病强身的功能，对失眠、便秘、神经衰弱、高脂血症、肥胖症、高血压、冠心病、慢性气管炎、颈肩腰腿痛等多种疾病有一定的辅助治疗作用，是一种动静结合、刚柔相济的防病治病方法，也是失眠患者自我运动锻炼的常用方法之一，失眠患者宜在医生的指导下明白注意事项后进行练习。

太极拳广为流传，而且流派众多，各有特点，架式也有新、老之分。目前最为流行的是陈、杨、吴、武、孙五大流派。陈式以气势腾挪、刚柔相济、发劲有力见长；杨式以舒展大方、匀缓柔和、连绵不绝为特点；吴式的特点是柔软匀和、中架紧凑；武式以内走五脏、气行于里为主；孙式则注重开合有数、精神贯注。另外，国家体委还以杨式太极拳为基础，编成"简化太极拳"（俗称"太极二十四式"），供人们练习使用。

您想跟着电视学习太极拳是可以的，其中具体的练习方法和步骤介绍的很清楚，现仅就练习太极拳应注意的 10 项原则说明如下。

（1）站立中正：站立中正，姿势自然，重心放低，以利于肌肉放松，动作稳重而灵活，呼吸自然，可使血液循环通畅。

（2）神舒心定：要始终保持精神安宁，心情平静，排除杂念，使头脑静下来，全神贯注，肌肉要放松。

（3）用意忌力：用意念引导动作，"意到身随"，动作不僵不拘。

（4）气沉丹田：脊背要伸展，胸略内涵而不挺直，做到含胸拔背，吸气时横膈要下降，使气沉于丹田。

（5）运行和缓：动作和缓，但不消极随便，这样能使呼吸深长，心跳缓慢而有力。

（6）举动轻灵："迈步如猫行，运动如抽丝"，轻灵的动作要在心神安定、用意不用力时才能做到。

（7）内外相合：外动于形，内动于气，神为主帅，身为躯使，内外相合，则能达到意到、形到、气到的效果，意识活动与躯体动作要紧密结合，在"神舒心定"的基础上，尽量使意识、躯体动作与呼吸相融合。

（8）上下相随：太极拳要求根在于脚，发于腿，主宰于腰，形于手指。只有手、足、腰协调一致，浑然一体，方可上下相随，流畅自然。要全神贯注，动作协调，以腰为轴心，做到身法不乱，进退适宜，正所谓"一动无有不动，一静无有不静"。

（9）连绵不断：动作要连贯，没有停顿割裂，要自始至终，一气呵成，使机体的各种生理变化得以步步深入。

（10）呼吸自然：太极拳要求意、气、形的统一、谐调，呼吸是十分重要的，呼吸深长则动作轻柔。一般来说，初学时要保持自然呼吸，以后逐步有意识而又不勉强地使呼吸与动作协调配合，达到深、长、匀、静的要求。

39 热水浴有助于改善睡眠吗？
失眠者如何进行热水浴？

咨询：我今年43岁，患失眠有一段时间了，听说热水浴有助于改善睡眠，失眠者可以经常进行热水浴，我有点不放心，请问<u>热水浴有助于改善睡眠吗？失眠者如何进行热水浴？</u>

解答：人们洗澡不仅是为了除汗去垢，清洁身体，同时也可以放松精神，消除疲劳。常言说："睡前沐浴睡更香。"忙碌了一天的人们，晚上睡前在热水里泡一泡，洗个热水澡，在享受惬意的同时也带走了一天的疲劳，能消除肢体的酸困不适，有助于睡一个好觉。

热水沐浴好处很多。首先，热水沐浴可以祛除汗污油脂和洁净皮肤，降低皮肤感染疾病的机会，有利于皮肤的健康。其次，热水沐浴可加速血液循环，有活血通络、舒筋止痛等作用，一些有关节肌肉酸痛或某些慢性疾病的患者，通过热水沐浴按摩及关节的活动，可使血脉通畅，减轻病痛。再者，沐浴能消除疲劳，有助于睡眠。沐浴时全身放松，肌肉及精神上的紧张得以松弛，尤其是晚上睡觉前在热水中冲一冲或泡一泡，可以消除一天的疲劳，使人轻松入睡。

热水沐浴有不少好处，确实能改善睡眠，但洗浴的方式应得当。如在热水中冲泡时间太长，会使血液大量集中于体表，影响内脏供血和其他功能，反使人产生疲劳甚至虚脱；水温太热会使皮肤水分流失，令皮肤干燥，易于老化；饭前饥饿时进行热水浴容易造成体位性低血压、脑缺氧，引起头晕心悸等。一般认为，失眠患者适宜在晚上睡觉前进行热水浴，热水浴的水温不宜太高，以38~40℃为宜，热水洗浴的时间也不宜过长，以10分钟左右为宜。最好将热水倒入浴缸中浸泡洗浴，效果优于淋浴。浴后要及时擦干身上的水分，防止受凉感冒，并适当喝些淡盐水、果汁饮料等，以补充水分和维生素。

40 失眠患者怎样进行森林浴？

咨询： 我患有失眠，今年刚退休，准备回老家安度晚年，我老家在山脚下，那里有茂密的森林，从报纸上看到森林浴有助于改善睡眠，我想试一试，请问失眠患者怎样进行森林浴？

解答： 森林浴是指在森林公园、森林疗养地或人造森林中较多地裸露身体，尽情地呼吸，适当地功能锻炼，利用森林中的洁净空气和特有的芳香物质等，以增进健康、防治疾病的一种方法，也是近年来在国内外逐渐盛行的一种自我调养方法。森林浴能使人情绪稳定，心情舒畅，具有调节机体功能、镇静镇痛、健身延寿等作用，坚持进行森林浴有助于改善睡眠，纠正失眠者头晕头痛、心烦急躁、神疲乏力等自觉症状，是失眠者进行自我调养的好办法。

森林浴对调治失眠是十分有益的。当人们远离嘈杂拥挤的城市，置身于幽林深处之时，森林中的优美环境使你全身心的投入到了大自然的怀抱，把一切紧张、烦恼等抛于脑后，紧张的心理状态得以缓解，使人心情爽快。森林的光合作用可产生大量氧气，吸收二氧化碳、二氧化硫、氯气等有害气体，净化环境空气，同时树木能消除噪声，使空气、环境更为清新宁静，这些对神经系统功能的调节均有良好的作用。森林中负离子较多，可提高心、肺、脑血氧含量，对缓解失眠患者头晕耳鸣、心烦急躁、心悸健忘等症状，促进睡眠也有一定的作用。在森林中疗养，皮肤的温度可降低1~2℃，脉搏每分钟减慢4~8次，呼吸均匀而慢，血流减缓而使心脏负担减轻，使大脑清醒、心情愉快，可消除神经紧张和疲劳。另外，森林中的植物还可分泌出大量的芳香物质及挥发性植物杀菌素，机体吸收后可起到镇静、镇痛、驱虫、杀菌、抗炎等作用，也有益于失眠者的康复。

失眠患者进行森林浴，应选择在多种常绿植物组成的混交林中进行，以风景秀丽、气候宜人之地为佳。森林浴虽然一年四季均可进行，但以夏秋两季（5~10月）最为理想。行浴的时间以阳光灿烂的白天较为适宜，一般应在上午10时至下午16时之间进行。沐浴时气温要凉爽，室外气温以15~25℃为好。通常每次行浴60~90分钟，每日1~2次，也可根据自己的具体情况灵活掌握沐浴的时间和次数。

森林浴的方法简单易行，可有意识地穿短衣短裤，让清新的空气直接刺激皮肤，冷时则加衣服，并配合慢跑、保健体操、打太极拳等运动，大量呼吸森林中散发出的有益物质。在运动时要注意适当休息，休息时可做深呼吸，尽情欣赏森林的自然景色。也可在森林中躺在躺椅上闭目养神，忘掉周围的一切，在幽静的环境中倾听森林中的鸟鸣、风吹枝条发出的声音，以开阔人们的胸怀，使高度紧张的神经得以充分放松，还可在森林中漫步游览，调节心情，或在森林中放声歌唱。

为了保证森林浴安全有效，森林浴要注意选择适宜的场地和良好的天气，寒冷、大风、大雾的天气不宜进行森林浴。在进行森林浴时要注意结伴而行或有专人陪护，不能单独1人进行森林浴，以避免发生意外事故。在森林浴的过程中要根据情况随时增减衣服，以免受凉感冒。另外，森林浴要持之以恒，切不可三天打鱼，两天晒网。

41 情绪对睡眠有何影响？

咨询：我平时就容易急躁发脾气，自从患失眠后更是动不动就发脾气，我们镇医院的医生说情绪波动会对睡眠造成不良影响，劝我改一改，我不太相信，请问情绪对睡眠有何影响？

解答：这里首先向您明确一点，不良的情绪、情绪波动确实会对睡眠造成不良影响，整天着急上火，动不动就发脾气，是不利于失眠的治疗和康复疗的。情绪是人类在进化过程中产生的，是人体对外界刺激的突然影响或长期影响产生的适应性反应，它与疾病的形成有着密切的关系。不少百岁老人的经验证明，乐观开朗是他们长寿的原因之一，若能经常保持乐观的态度，将对身体健康十分有利。相反，烦恼、忧愁、悲伤、焦虑、恐惧、愤怒、暴怒等都可能成为疾病的诱因，而损害身体健康。据统计，人类疾病有50%~80%是由于不良心态、恶劣情绪引起的。情绪波动不仅易诱发失眠，也不利于失眠的治疗和康复，良好的情绪对防治失眠无疑是积极有益的。

（1）情绪波动不利于睡眠：良好的情绪对健康来说无疑是积极有益的，相反，不良的情绪对人体的健康是不利的，它容易使人罹患疾病或者使病情反复、加重。情绪紧张、忧郁寡欢、疑虑重重、坐卧不安易于引发失眠，也不利于睡眠的改善。失眠患者情绪容易变化无常，常因一些琐事而烦恼、流泪、发脾气，过后又感到后悔，因而常郁郁寡欢。有的患者对任何事都感到很厌烦，对声光刺激特别敏感。失眠患者出现情志抑郁的原因复杂多样，但主要与以下两方面有关，一是患者肝气不舒，容易出现难以克制的发怒、生气等情绪过激的症状。二是患者对失眠缺乏正确的认识，担心变化成其他疾病，因而进一步影响睡眠、食欲等，"思虑过度，劳伤心脾"，久而久之，失眠无改善的迹象，心悸、头晕、急躁等症状不轻反重。病情的加重和反复又进一步引起患者情绪不安，忧心如焚，甚至惶惶不可终日，形成恶性循环。外界刺激可引起强烈的、反复的、长时间的精神紧张及情绪波动，使大脑皮质的抑制和兴奋过程发生冲突，大脑皮质功能紊乱，不利于睡眠。

（2）保持良好的情绪有助于睡眠：失眠不同于其他躯体疾病，从门诊接触到的失眠患者分析，由生理因素、疾病因素、药物因素及饮食因素引起者远少于由心理因素所致者，绝大多数是由心理、社会因素引起的，与长期焦虑、忧郁、精神紧张、思虑过度密切相关。对于失眠患者来说，保持安静、淡泊，"志闲而少欲"，控制情绪波动，避免妄想和激动，有助于改善睡眠和消除其他自觉症状。情绪上的波动能通过神经和内分泌系统的作用，影响血管、血压和脑细胞的功能，不利于失眠的治疗。人们常说"心病还需心药医""治病先治神""神静则宁"，马克思也曾说"一种良好的心情比十副良药更能够解除生理上的疲惫和痛楚"。乐观情绪是机体内环境稳定的基础，保持内环境稳定是失眠患者自身精神治疗的要旨。治疗失眠不能像对待其他疾病那样，在诊断确立之后开个处方用药就算治疗完成，应重点调整患者的心理状态。失眠者要学会自我调整，主动适应环境的变化，设法摆脱各种不良因素，始终保持心情舒畅，做到性格顽强，心胸开阔，情绪饱满，增强战胜疾病的信心，自觉主动地配合治疗，尽可能保持健康愉快的心情。

42 失眠患者的心理症结有哪些？

咨询： 我患失眠已经很长一段时间了，现在我是每到晚上都有急于入睡的心理，可是越急越睡不着，听说失眠患者的心理症结有很多种，请您告诉我失眠患者的心理症结有哪些？

解答： 由于心理因素引起的失眠占失眠患者的绝大多数，消除意识中的"心理创伤"，解除心理创伤对睡眠的干扰，是治疗调养失眠的重要一环。每当要睡着的时候，无意识中的各种心理症结就会自动出来干扰正常的睡眠，而失眠又可使情绪紧张、焦虑加重。前人有"睡眠先睡心"之说，睡眠的过程，睡眼是标，睡心是本，先睡心，后睡眼，只有注意先把"心"安下来，才能做到高枕无忧。

正像您所说的那样，失眠患者的心理症结确实有很多种。把失眠患者的心理症结归纳起来，主要有急于入睡的心理、经常自责的心理、做梦有害的心理、担心害怕的心理、期待盼望的心理以及手足无措的心理。

（1）急于入睡的心理：多数失眠者都有"失眠期待性焦虑"，

急于入睡，晚上一上床就担心睡不着，或是尽力去让自己快入睡，"我怎么还睡不着""几点了，恐怕今夜我又睡不着了""快点睡着吧""睡不着明天更没精神了"等不断在脑海里回荡，结果适得其反。正常情况下，人的大脑皮质的兴奋与抑制相互协调，交替形成周而复始的睡眠节律，白天脑细胞处于兴奋状态，工作一天后就需要休整，进入抑制状态而睡眠，待休整一夜后，又自然转为清醒。急于入睡的心理是想入睡，但想入睡的思想本身是脑细胞兴奋的过程，越想睡，越怕失眠，越想问题，脑细胞就越兴奋，故而更难入睡。其实，保持平静的心情，多数可很快入睡。

（2）经常自责的心理：有些人因为一次过失后，感到内疚自责，常常像放电影一样，在脑子里反复重演过失事件，并懊悔自己当初没有妥善处理。白天事情多，自责懊悔情绪稍轻，每到夜晚则徘徊在自责、懊悔之中，大脑异常兴奋，结果久久难以入睡。正确对待已发生的各种事件，始终保持平常心，是解除自责心理，改善睡眠的好办法。

（3）做梦有害的心理：有相当一部分失眠者，不能正确对待睡觉做梦，总认为梦是睡眠欠佳的表现，对人体有害，甚至有人误认为多梦就是失眠，这种错误的观念使人焦虑、忧愁，担心入睡后会再做梦，这种"警戒"心理往往影响睡眠质量。其实，做梦不仅是一种正常的心理现象，也是大脑的一种工作方式，每个人都会做梦，只是有的人重视、注意，而有的人不放在心上罢了。做梦对大脑来说也是一种休息，在睡梦中重演白天所做的事或往日的经历，有助于记忆并把无用的信息清理掉，梦本身对人体并无害处，有害的是认为做梦有害的心理，使自己产生的心理负担。正确对待做梦，消除做梦有害的心理，对改善睡眠大有好处。

（4）担心害怕的心理：有的人生性胆小怕事，有担心害怕的心理，每到晚上天黑下来就怕这怕那，不敢一个人到房间去，怕有"鬼"、有"神"，尤其是一个人在房间里时更是明显，甚至于不敢一个人睡觉，心神恍惚，睡在床上仍心悸不安，大脑被"鬼""神"所困扰，这种人往往入睡困难，即使睡着也噩梦纷纭。做好心理疏导工作，逐步克服担心害怕的心理，保持稳定的心态，其睡眠自会不断改善。

（5）期待盼望的心理：期待盼望的心理是指期待某人或做某事而担心睡过头误事，因而常出现早醒或睡不着。比如工厂的工人、医院的护士，在连续上大夜班时（夜里 12 点上班），常常晚上 6~7 点睡觉，因害怕迟到，睡得不踏实，睡上 1~2 小时就被惊醒，久而久之便成了入睡困难且又早醒的患者。也有的人为了赶火车、汽车，为了起早去办事，或在职称评定、晋升、考试结束快要公布结果之前，处于期待盼望的心理状态，难以入睡或早醒。因此，做好前期准备工作，始终保持平常心，才有助于克服期待盼望引起的睡眠障碍。

（6）手足无措的心理：有的人心理素质较差，在受到突发事件的刺激后，不能做出正确的反应，往往感到手足无措，不知如何是好，以致晚上睡觉时也思前想后，始终处于焦急状态而影响睡眠。因此，从思想上正确对待发生在身边的事情，遇变而不惊，泰然处之，及时排遣和改善忧愁悲怒的心境，才能防止失眠发生。

43 如何用心理暗示改善睡眠？

咨询：我今年 33 岁，近段时间晚上睡觉总是辗转反侧，难以入睡，听说通过心理暗示可以改善睡眠，我想试一试，麻烦您给我讲一讲如何用心理暗示改善睡眠？

解答：心理学认为，心理暗示对人的行为结果有一定的影响，积极的暗示使人采取积极乐观的态度面对困难，有利于使好的结果出现；相反，消极的暗示使人缺乏斗志，悲观失望。改变自我暗示，使消极暗示变成积极暗示，从而改变我们的行为方式，使事情向好的方向发展，一般积极的暗示对入睡都会有帮助，心理暗示也是改善睡眠行之有效的方法。

睡不着时，很自然的希望尽快睡着，但是越想睡就越睡不着，越睡不着就越想睡。于是我们变得烦躁、兴奋，浮想联翩，很久不能入睡。所以失眠时，不要烦恼，不要想"怎么这么晚了我还没有睡着""今晚不要失眠啊"，不要猜测"今晚能睡好吗""失眠能治好吗"等等。因为这样想只会增加痛苦，这些都是对失眠的不良暗示，越暗示自己睡不着就越睡不着，这正是引起失眠恶性循环的开始。应该想"当我身体疲乏的时候，我自然就会睡着，现在没有睡着，只是我现在还不够疲乏"。或者暗示和鼓励自己"我一定能很快睡着"，用积极的暗示取代消极的暗示，这是一种注意力的转移。这样，兴奋的大脑就会逐渐平静下来，自己就能慢慢进入睡梦中了。许多失眠的朋友自己都有过这样的体验，每个人可以根据自己的实际情况摸索出自己特有的积极暗示的语言和方式，通过心理暗示来改善睡眠，促使失眠逐渐康复。

44 如何用心理方法调理精神紧张引起的失眠？

咨询：我今年 40 岁，由于近期精神过于紧张，已经连续半月出现失眠了，听说心理方法可调理此类失眠，请问如何用心理方法调理精神紧张引起的失眠？

解答：在忙碌的生活中，人们都有基本的物质和精神上的需求，而这些需求常会造成某种程度上的压力，使有些人无法从紧张的工作和生活中松弛下来，以致使一些人彻夜难眠。

失眠并不单是晚上睡觉辗转反侧，难以入睡，休息不好，它还会影响第二天的精神，使人感到疲倦，注意力不集中，且因担心次晚难以成眠而更加紧张，如此反复而成恶性循环。如果失眠长时间不能解除，个人则会感到所面对的任务繁重，困难无法克服，精神处在紧张焦虑状态之下。俗话说"心病还需心药医"，调理精神紧张引起的失眠，必须消除引发失眠的精神因素。用心理方法调理精神紧张引起的失眠，应注意从以下几个方面入手。

（1）认清病因，立即放松，要清楚自己的失眠是由于白天精神紧张所致，以最短的时间放松身心。

（2）要正确评价自己，很多紧张是因为对自己的行为未能正确评价所产生的，所以如果能从不同的角度来看自己的行为，发现善美，看到优点、长处和成绩，就可使自己的心情好转而减少紧张。

（3）客观看待外界他人，学会疏导自己，应把世界看成是美好的，采取不同的观点来看我们所生存的周围环境，这样才能促进心情好转而消除紧张。对他人期望不要过高，对自己也不可过分苛求，要学会自己疏导情绪，也要学会理解别人，能抛开不愉快的事情，保持心理平衡，对防治失眠有妙不可言的益处。

在心理治疗无效时，也可通过配合按摩疗法、运动锻炼、耳穴贴压以及饮食药膳等调养方法进行调理，若有必要，还可短时辅助给予少量药物或安慰剂。

45 怎样用音乐疗法改善睡眠？

咨询：我今年36岁，由于心情紧张、焦虑等原因，已失眠很长一段时间了，听说音乐疗法可以改善睡眠，正好我比较喜欢音乐，请问怎样用音乐疗法改善睡眠？

解答：音乐与人的生活息息相关，优美动听的音乐，不但能陶冶人的性情，而且也是使人保持良好情绪，防治疾病和增进健康的"良药"。音乐疗法就是通过欣赏音乐或参与音乐的学习、排练和表达，以调节人的形神，使人心情舒畅，促使病体顺利康复的一种治疗方法。

用音乐治疗疾病在医学中早有记载。在两千多年前，我国的《乐证》一书中就指出音乐对调剂人的生活与健康有很好的作用。《黄帝内经》中也详细阐述了五脏与五音（角、徵、宫、商、羽）及七情之间的对应关系，并对五音疗疾进行了系统论述。宋代文学家欧阳修曾因忧伤政事患了抑郁症，饮食大减，身体消瘦，屡进药物无效，后来他每天听《宫声》数次，心情逐渐从抑郁、沉闷转为愉快、开朗，久而久之，就不知有病在身了，他深有感触地说："用药不如用乐矣！"

音乐治疗的形式有多种，最常用的是音乐感受法，即通过欣赏音乐，达到心理上的共鸣与自我调整。焦虑、紧张、痛苦、抑郁等情绪严重影响睡眠，悦耳动听的乐曲，悠扬轻快的旋律，沁人肺腑的乐声，能使人凝神于音乐之中，排除杂念，全身放松，对人们的身心具有显著的调节作用，是使人保持良好情绪的好方法，可使失眠患者的紧张心理得以松弛，恢复平静，达到镇静助眠的目的，有助于改善睡眠。失眠者应经常欣赏高雅悠扬、节奏舒缓、旋律清逸、风格隽秀的古典乐曲、民族音乐和轻音乐等。当然，并不是所有的音乐对人的身心健康都有益处，由于人的年龄、经历、经济条件、文化修养等的不同，所喜欢的音乐也就大不相同，且失眠者的情绪和心态也各不一样，只有根据自己的病情和心理状态等，选择与之相适宜的乐曲，做到"对症下乐"，才能达到音乐疗疾的目的。

为了帮助失眠者用音乐疗法来调节自己的情绪，改善睡眠，下面选列了几类音乐处方，以供选择。

（1）解除忧郁：可选择用《春天来了》《啊，莫愁》《喜相逢》《喜洋洋》《在希望的田野上》《百鸟朝凤》等。

（2）消除疲劳：可选用《假日的海滩》《矫健的步伐》《锦上添花》等。

（3）增进食欲：可选用《花好月圆》《欢乐舞曲》《餐桌音乐》等。

（4）舒畅心情：可选用《江南好》《春风得意》《春天的故事》《军港之夜》等。

（5）振奋精神：可选用《狂欢》《解放军进行曲》《步步高》《娱乐生平》等。

（6）除烦镇静：可选用《塞上曲》《平湖秋月》《春江花月夜》《仙女牧羊》等。

在进行音乐治疗时，要专心去听，不能边听边做其他事；音量不宜太大，以舒适为度，一般控制在60分贝以下；环境要舒适雅静，不受外界干扰；听曲前要静坐休息3~5分钟，听音乐后进行适当的散步活动，与人交谈一些趣事。一般每次治疗20~30分钟，每日1~3次。